对症刮痧

随手查

李志刚　主编

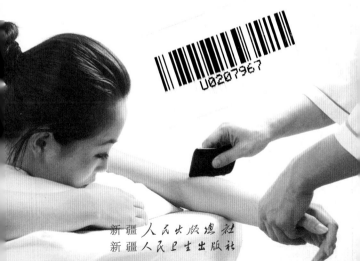

新疆人民出版社
新疆人民卫生出版社

图书在版编目（CIP）数据

对症刮痧随手查/李志刚主编.--乌鲁木齐：
新疆人民卫生出版社，2015.5

（随手查系列）

ISBN 978-7-5372-6110-4

Ⅰ.①对… Ⅱ.①李… Ⅲ.①刮搓疗法 Ⅳ.
①R244.4

中国版本图书馆CIP数据核字（2015）第048857号

对症刮痧随手查
DUIZHENG GUASHA SUISHOUCHA

出版发行	新疆人民出版總社 新疆人民卫生出版社
策划编辑	江　娜
责任编辑	胡赛音
版式设计	谢丹丹
封面设计	伍　丽
地　　址	新疆乌鲁木齐市龙泉街196号
电　　话	0991-2824446
邮　　编	830004
网　　址	http://www.xjpsp.com
印　　刷	深圳市彩美印刷有限公司
经　　销	全国新华书店
开　　本	880毫米×1230毫米　64开
印　　张	4.5
字　　数	200千字
版　　次	2015年9月第1版
印　　次	2015年9月第1次印刷
定　　价	19.80元

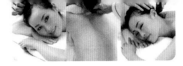

　　刮痧是中国传统自然疗法之一，一般是用光滑的硬物器具或刮痧板等工具在人体皮肤的特定部位，进行反复摩擦等一系列良性的物理刺激，造成皮肤表面瘀血、点状出血，从而改善局部气血循环，达到祛除邪气、活血散瘀、清热解毒、开窍醒神等功效。中医认为，疾病的根源在于我们吸收了太多的毒素，这些毒素在反复的吸收过程中进入血液。只要我们掌握净化血液的方法——刮痧，便可随时随地将身体里的血毒清除出去，保持身体健康。本书以经络学说为基础，详解了刮痧的基础知识，介绍了20种养生保健刮痧疗法及82种常见病症的刮痧疗法。本书通俗易懂、严谨科学，并采用了图文并茂的形式，清晰地将每个穴位展现给读者，以方便大家取穴刮痧，为您和您家人的健康保驾护航。

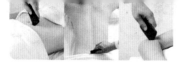

目录
contents

第二章 刮痧健体法，生活乐无忧

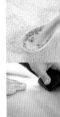

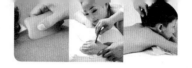

第三章 对症刮痧——刮走病痛一身轻松

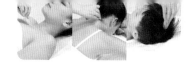

第一章

刮痧蓝图——
健康自己掌握

　　中医理疗方法大都是建立在中医经络穴位理论的基础之上的。如刮痧疗法的作用机制是将刮痧器具在经络穴位上刮拭至皮下出血，通过发汗使毛孔张开，痧毒就这样被排出体外。但是不同的疾病需要刺激不同的穴位以达到有针对性的治疗。本章就对人体经络穴位做一个比较简单而又系统的介绍，从而使读者对刮痧疗法有更深入的了解。

经络——器官的看门人

人体的经络系统是由十二经脉、奇经八脉、十二经筋、十二经别、十二皮部、十五络脉，以及浮络、孙络等组成的。

经络的作用

联络脏腑： 人体中的经络系统是一个纵横交错、沟通内外、联系上下的整体，它沟通了人体中脏器与脏器、脏与腑、脏腑与五官之间的联系，从而使人体成为一个有机的整体。除此之外，人体中五脏六腑、四肢百骸以及皮肉筋骨等组织，之所以能保持一种相对的平衡并且能完成正常的生理活动，也是依靠经络系统的联络沟通而完成的。

运行气血： 经络还是人体气血运行的通道，气血只有通过经络系统才能被输送到周身。气血是人体生命活动的物质基础，其作用是濡润全身脏腑组织器官，使人体完成正常的生理功能。

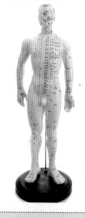

抵御外邪： 由于经络系统的作用是运行气血，所以它就可以使营卫之气密布周身，尤其是随着散布于全身的络脉而密布于皮部。卫气是一种具有保卫机体功能的物质，它能够抵御外邪的入侵。外邪侵犯人体往往由表及里，先从皮毛开始，所以当外邪侵犯机体时，卫气就会首当其冲地发挥其抵御外邪、保卫机体的作用。

经络的应用

表明病理变化： 因为经络系统是联络人体内外的通道，所以当人体患病时，经络又是一个病邪传入的途径。当人体患有某些疾病的时候，常常会在其经络循行线上出现明显的压痛、结节或条索状的反应物，此时，这些部位的皮肤色泽、形态、温度等也都会发生一定的变化。那么，通过对这些变化的观察，就可以推断疾病的病理变化。

指导辨症： 因为经络都有固定的循行路线以及所属的脏腑和组织器官，所以根据体表部位发生的病理变化，就可以推断疾病的经脉和病位所在。

指导治疗： 因为经络内属脏腑，外络肢节，说明病理，所以在临床治疗时就常根据经脉循行线路而选用体表某些腧穴，以疏通经气，调节人体脏腑气血功能，从而达到治疗疾病的目的。

腧穴——学好刮痧的标杆

腧穴即是穴位，"腧"有转输的含义，"穴"即孔隙的意思。所以说，腧穴就是人体经络气血输注于体表的部位。腧穴是经穴理疗的部位，在临床上要正确运用经穴自然疗法治疗疾病，就必须掌握好腧穴的定位和归经等基本知识。

腧穴的分类

从总体上来说，腧穴可以分为十四经穴、奇穴和阿是穴三大类。

十四经穴是位于十二经脉和任、督二脉上的腧穴，简称"经穴"。十四经穴与经脉的关系密切，它不仅可以反映本经经脉及其所属脏腑的病症，也可以反映与本经经脉所联系的其他经脉和脏腑的病症。

奇穴又称"经外奇穴"，它有固定的穴名，也有明确的位置，但它们却不能归属于十四经脉。这些腧穴对某些病症具有特殊的治疗作用。

阿是穴又称压痛点、不定穴等，其多位于病变部位的周边。这一类腧穴的特点是既无具体名称，又无固定位置。

腧穴的作用

近治作用：是一切腧穴主治作用所具有的共同特点。所有腧穴均能治疗该穴所在部位及邻近组织、器官的局部病症。

远治作用：是十四经腧穴主治作用的基本规律。在十四经穴中，尤其是十二经脉在四肢肘膝关节以下的腧穴，不仅能治疗局部病症，还可治疗本经循行所及的远隔部位的组织器官脏腑的病症，有的甚至可影响全身的功能。如"合谷"不仅可治上肢病，还可治颈部及头面部疾患，同时还可治疗外感发热病症；"足三里"不但治疗下肢病，而且对调整消化系统功能，甚至在人体防卫和免疫反应等方面都具有一定的作用。

特殊作用：指某些腧穴所具有的双重性、良性调整作用和相对特异性而言。如"天枢"既可治泄泻，又可治便秘；"内关"在心动过速时可减慢心率，心动过缓时，又可提高心率。特异性，如"大椎"退热；"至阴"矫正胎位等。

总之，十四经穴的主治作用，归纳起来大体是：本经腧穴可治本经病，表里经腧穴能互相治疗表里两经病，邻近经穴能配合治疗局部病。各经主治既有其特殊性，又有其共同性。

刮痧最常用的取穴手法

取穴的正确与否，直接影响刮痧的疗效。掌握正确的方法是准确取穴的基础。常用的刮痧的取穴方法有体表标志法、手指度量法、骨度定位法等。

体表标志法

体表标志法是根据人体体表各种标志如凹陷、突起、缝隙、皱纹等而取定穴位的方法。因其自然体表标志有固定与活动之别，故又分为固定标志与活动标志取穴法。

固定标志：是指参照人体上不受活动影响、固定不移的标志取穴的方法，如五官、毛发、指甲、乳头、脐窝等部位。利用这些标志取穴，准确、迅速、简便，易于初学者学习。

活动标志：是指根据做相应的动作姿势才会出现的标志取穴的方法，如肌肉部凹陷、关节间隙等。利用活动标志取穴时需摆出正确的体位、姿势才能准确取穴，因此，不如固定标志取穴简单易学。

手指度量法

手指度量法是以患者的手指作为标准尺度来量取穴位的方法。在自我施治时，用自己的手指比量更符合折算的要求，取穴更加精确，避免了施治人的手指尺度与被治人的手指尺度不一样的不足。手指比量法有三种，其适用范围各不相同。

拇指同身寸：是以拇指第一关节的横度为1寸。适用于四肢部取穴。

中指同身寸：中指弯屈时中节内侧两端横纹之间距离为1寸。适用于四肢部取穴和背部取穴。

横指同身寸：又称"一夫法"。食指、中指、无名指和小指并拢，以中指第二节纹线处四横并紧后的共同横行长度为"一夫"，四指宽度为3寸；食、中二指并拢为1.5寸。适用于下肢、腹部和背部取穴。

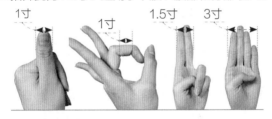

骨度定位法

始见于《灵枢·骨度》篇。它是将人体的各个部位分别规定其折算长度，作为量取腧穴的标准。如前后发际间为12寸；两乳间为8寸；胸骨体下缘至脐中为8寸；脐孔至耻骨联合上缘为5寸；肘横纹至腕横纹为12寸；胫骨内侧髁下缘至内踝尖为13寸。

刮痧疗法——民间疗法的精华

刮痧疗法是民间疗法的精华之一，也是祖国医学的重要组成部分。由于其具有简便易学、取材方便、操作简单、安全无副作用、疗效显著等特点，因此在民间广为流传，深受大众的喜爱。特别是在当今医疗费用居高不下，生活养生越来越受到关注的情况下，越来越多的家庭开始采用这种方法进行自我保健和养生。

"痧"一方面是指病邪的痧，这里泛指由于邪气侵入人体，孔窍闭塞、经脉阻塞、气血凝滞而产生的各种头晕头痛、耳热倦怠、胸口气闷、四肢乏力、上吐下泻等病症。另一方面，"痧"也是病症的表现。这类疾病的表现多是体表出现各种红紫或紫黑的痧点或痧斑。这些大多是邪气闭阻不能外达的表现，能够用来帮助诊断和治疗。

刮痧的源头可追溯到旧石器时代。远古时候，当人们患病时，不经意地用手或石片在身上抚摩、捶击，有

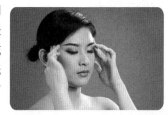

时竟然使病得到缓解。时间一长，自然形成了砭石治病法，这也就是"刮痧"的雏形。刮痧在古代又称"刮治"，到清代被命名为"刮痧"，一直沿用至今。

明代医学家张凤逵认为，毒邪由皮毛而入就会阻塞人体脉络，阻塞气血，使气血不畅；毒邪由口鼻吸入也会阻塞络脉，使络脉的气血不通。这时就可以运用刮痧疗法，将刮痧器具在经络穴位上进行刮拭，直到刮至皮下出血，通过发汗使毛孔张开，痧毒就这样被排出体外，从而达到治愈的目的。

简单地说，刮痧就是用手指或各种边缘光滑的工具，蘸上具有一定治疗作用的刮痧介质，在人体表面特定部位反复进行刮拭，使皮肤表面出现瘀血点、瘀血斑或点状出血，这就是所谓的"出痧"。如果用刮痧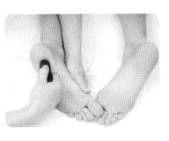器具刮拭经络穴位，就可以通过良性刺激，使营卫之气得到充分发挥，经络穴位处充血，局部微循环得到改善，从而达到祛邪扶正、舒筋活络、祛风散寒、清热除湿、活血化瘀、消肿止痛、增强抗病能力和免疫机能的作用。

刮痧疗法的功效

从西医的角度讲，刮痧是通过刮拭一定部位来刺激皮下毛细血管和神经末梢，促使中枢神经系统产生兴奋，以此来发挥系统的调节功能。刮痧通过刺激局部毛细血管扩张，加强循环血流量，增强人体的抗病能力。

镇痛作用

刮痧对头痛、神经痛、风湿痛等各种痛症都有良好的治疗效果。而且刮痧的镇痛作用，跟一般的镇痛剂相比，具有见效快、作用持久、不用担心产生药物依赖的优点，最大的好处是不会对肝肾造成损害。

活血化瘀

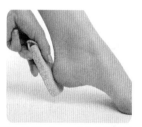

刮拭局部或相应的腧穴，可以调节局部肌肉的收缩和舒张，调节组织间压力。刮拭的刺激作用可以使局部产生热效应，"血得热则行"，血液的运行速度加快，促进刮拭组织周围的血液循环，增加血流量，从而可以改

善局部的新陈代谢，起到活血化瘀、祛瘀生新的作用。

调整阴阳

刮痧是通过腧穴配伍和一定的手法来实现对人体平衡阴阳的治疗作用。刮痧治疗的关键就在于根据症状属性来调节阴阳的过盛或过衰，使机体"阴平阳秘"，恢复其正常的生理功能，从而达到治愈疾病的目的。发汗解表刮拭皮肤表面，使皮肤出现充血，这时毛细血管扩张，也就是机体的腠理已经开泄，邪气就可以从开泄的腠理中泻出。由于刮痧促使汗腺充血，皮肤汗孔开泄，毛细血管扩张，血液及淋巴液循环加快，皮肤的渗透作用得到大幅提高，有利于祛除邪气，使风寒、痰湿、瘀血、脓毒等病邪排出体外。

美容排毒

在面部进行刮痧，可以使血管扩张，血流速度加快，使局部组织营养增强，促进皮肤组织细胞的生长，使体内所瘀积的血 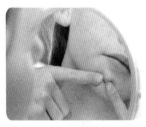 液、秽浊之气得到宣泄，达到去黑、去黄的目的，清除了面部的有害物质，就能保持面部的红润细腻。

速变刮痧能手——最简单的刮痧方法

刮痧法根据刮拭的角度、身体适用范围等方面可以分为面刮法、平刮法、角刮法、推刮法、立刮法、点按法、按揉法等。

握板方法：要刮痧首先要学会正确的持板方法，也就是握板方法，否则刮痧时容易疲惫且效果不佳。正确的握板方法是：刮痧板的长边横靠在手掌心，大拇指和其他四个手指分别握住刮痧板的两边，刮痧时用手掌心的部位向下按压。

面刮法

面刮法是最常用的刮痧方法。手持刮痧板，向刮拭的方向倾斜30°～60°，以45°最为普遍，依据部位的需要，将刮痧板的1/2长边或全部长边接触皮肤，自上而下或从内到外均匀地向同一方向直线刮拭。面刮法一般适用于身体平坦部位的经络和穴位。

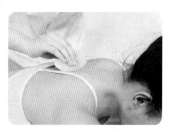

平刮法

手法与面刮法相似，只是刮痧板向刮拭的方向倾斜的角度小于15°，而且向下的渗透力也较大，刮拭速度缓慢。平刮法是诊断和刮拭疼痛区域的常用方法。

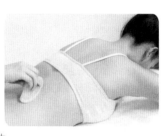

角刮法

用刮痧板的角部在穴位处自上而下进行刮拭，刮板面与皮肤呈45°方向，适用于肩部、胸部等部位或穴位的刮痧。刮拭时要注意不宜过于生硬，因为角刮法比较便于用力，所以要避免用力过猛而伤害皮肤。

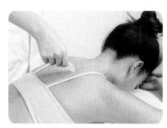

推刮法

推刮法的操作手法与面刮法大致相似，刮痧板向刮拭的方向倾

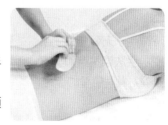

斜的角度小于45°，压力大于平刮法，速度也比平刮法慢一点。

立刮法

刮痧板角部与刮拭部位呈90°垂直，刮痧板始终不离皮肤，并施以一定的压力，在约1寸长的皮肤上做短间隔前后或左右的摩擦刮 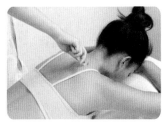 拭。这种刮拭方式主要用于头颈部穴位的刮拭。

点按法

将刮痧板角部与要刮拭部位呈90°垂直，向下按压，由轻到重，逐渐加力，片刻后快速抬起，使肌肉复原，多次反复。这种方 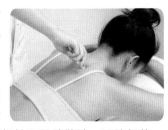 法适用于无骨骼的软组织处和骨骼缝隙、凹陷部位。要求手法连贯自如，这种手法刺激性较强，具有镇痛止痛、解除痉挛的作用，多用于实证的治疗。

按揉法

垂直按揉法： 将刮痧板的边沿以90°按压在穴区上，刮痧板与所接触的皮肤始终不分开，做柔和的慢速按揉。垂直按揉法适用于骨缝部穴位以及第二掌骨桡侧的刮拭。

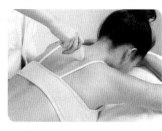

平面按揉法： 用刮痧板角部的平面以小于20°方向按压在穴位上，做柔和迟缓的旋转，刮痧板角部平面与所接触的皮肤

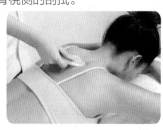

始终不分开，按揉压力应当渗透到皮下组织或肌肉。这种刮法常用于手足全息穴区、后颈、腰背部全息穴区中疼痛敏感点的刮拭。

人体各部位的刮拭方向和顺序

整体刮拭的顺序是自上向下，先头部、腰背部或胸腹部，后四肢。腰背部及胸腹部可根据病情决定刮拭的先后顺序。基本上按照头颈部→脊柱→胸部→腹部→四肢和关节的顺序来进行刮拭。每个部位一般先刮阳经，再刮阴经，先刮拭身体左侧，再刮拭身体右侧。

头部

头部有头发覆盖，所以刮拭时不用涂刮痧润滑剂。可使用刮痧板薄面边缘或刮痧板角部刮拭来增强刮拭效果，每个部位刮30次左右即可，刮至头皮有热感为宜。

刮拭头部两侧： 从头部两侧太阳穴开始至风池穴，经过穴位为头维穴、颔厌穴、悬颅穴、悬厘穴、率谷穴、天冲穴、浮白穴、脑空穴等。

刮拭前头部： 从百会穴至前发际。经过穴位为前顶穴、通天穴、囟会穴、上星穴、神庭穴等。

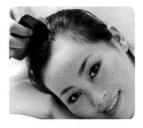

刮拭后头部：从百会穴至后发际。经过穴位为后顶穴、脑户穴、风府穴、哑门穴等。

刮拭全头部：以百会穴为中心，呈放射状向全头发际处刮拭。经过头部穴位和运动区、语言区、感觉区等。

头部刮痧可以改善头部血液循环，疏通全身阳气。能够有效预防和治疗中风及中风后遗症、头痛、脱发、失眠、感冒等病症。

面部

因为面部出痧会影响美观，所以进行面部刮痧时，手法一定要轻柔，以不出痧为度，最好使用性质柔和、渗透性能较好的面部刮痧油。面部刮痧时通常用补法，忌用重力进行大面积刮拭。方向应该是由内向外按肌肉走向刮拭。

刮拭前额部：以前额正中线为基准分开，向两侧分别由内向外刮拭。经过的穴位包括鱼腰穴、丝竹空穴等。

刮拭两颧部：由内向外刮拭。经过的穴位包括承泣穴、四白穴、下关穴、听宫穴、耳门穴等。

刮拭下颌部：以承浆穴为中心，经过的穴位包括地仓穴、大迎穴、颊车穴等。

刮拭面部有养颜祛斑美容的功效。对眼病、鼻病、耳病、面瘫、雀斑、痤疮等颜面五官的病症有很好的疗效。

颈部

颈后高骨是大椎穴，为"诸阳之会"，刮拭时，用力要轻柔，应用泻法，不可用力过重，可以用刮痧板棱角刮拭，以出痧为度。肩部肌肉丰富，用力可以重些，从风池穴到肩髃穴，一次刮拭，中间不要停顿，一般用平补平泻手法。

刮拭颈部正中线：从哑门穴到大椎穴，力度宜轻柔。

刮拭颈部两侧到肩部：从风池穴经肩井穴、巨骨穴至肩髃穴。

刮拭颈部，具有滋阴潜阳、补益正气、防止风邪侵入人体的作用。

背部

刮拭背部时要按照由上向下的方向，一般先刮后背正中线的督脉，然后再刮两侧的夹脊穴和膀胱经。应用轻柔的补法刮拭背部正中线，千万不可用力过大，以免伤及脊椎，最好用刮痧板棱角点按棘突之间。刮拭背部两侧时，要采用补法

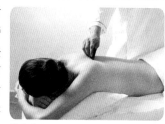

或平补平泻法，而且用力要均匀，刮拭时最好一气呵成，中间不要停顿。

刮拭背部正中线：从大椎穴至长强穴。

刮拭背部两侧：背部足太阳膀胱经循行路线，也就是脊背旁开1.5寸以及3寸的位置。

刮拭背部，主治心、肺等疾病，对预防和治疗黄疸、胆囊炎、胆道蛔虫症、急慢性肝炎、肠鸣、泄泻、便秘、脱肛、痢疾、肠痈等疾病有很好的疗效。

胸部

胸部的刮拭方向有两种，正中线是从上向下，胸部两侧的刮拭是从内往外。对胸部正中线进行刮拭时，用力要轻柔，宜用平补平泻法，乳头处禁刮。

刮拭胸部正中线：用刮痧板角部自上而下刮拭，

从天突穴经膻中穴向下刮至鸠尾穴。

刮拭胸部两侧： 从正中线由内向外刮，用刮痧板整个边缘由内向外沿肋骨走向刮拭，先刮左侧再刮右侧。刮拭中府穴时宜用刮痧板角部从上向下刮拭。

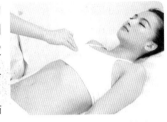

胸部主要有心肺二脏，因此刮拭胸部可防治冠心病、慢性支气管炎、支气管哮喘、肺气肿等心、肺疾病，另外还可预防和治疗乳腺炎、乳腺增生、乳腺癌等。

腹部

腹部的刮拭方向大致是从上往下的。但是有内脏下垂的患者在刮拭时应从下往上，以免加重病情。空腹或饱餐后禁刮，急腹症忌刮，神阙穴禁刮。

刮拭腹部正中线： 从鸠尾穴经中脘穴、关元穴刮至曲骨穴。

刮拭腹部两侧： 从幽门穴至日月穴。

腹部有肝、胆、脾、胃、膀胱、肾、大肠、小肠等脏腑，因此刮拭腹部可治疗胆囊炎、慢性肝炎、胃及十二指肠溃疡、呕吐、胃痛、慢性肾炎、前列腺炎、便秘、泄泻、月经不调、不孕不育等病症。

四肢

刮拭四肢时，遇关节部位不可强力重刮。对下肢静脉曲张、水肿应从下向上刮拭。皮肤如有感染、破溃、痣瘤等，刮拭时应避开。如急性骨关节创伤、挫伤之处不宜刮痧，但在康复阶段做保健刮痧可提前康复。

刮拭上肢内侧部：
方向是由上向下，尺泽穴可重刮。

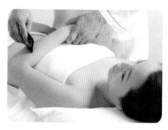

刮拭上肢外侧部：
方向是由上向下，在肘关节处可作停顿，或分段刮至外关穴。

刮拭下肢内侧： 方向是从上向下，委中穴可重刮。

刮拭下肢外侧部： 方向是从上向下，从环跳穴到膝阳关穴，由阳陵泉穴到悬钟穴。

四肢刮痧可主治全身病症。如手少阴心经主治心脏疾病，足阳明胃经主治消化系统疾病。

膝关节

膝关节刮痧时宜用刮痧板棱角刮拭，刮拭关节时动作应轻柔。

刮拭膝眼：刮拭前可用刮板的棱角点按膝眼。

刮拭膝关节前部：

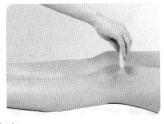

膝关节以上的刮拭，从伏兔穴至梁丘穴，膝关节以下的刮拭，从犊鼻穴至足三里穴。

刮拭膝关节内侧部：从血海穴刮至阴陵泉穴。

刮拭膝关节外侧部：从膝阳关穴刮至阳陵泉穴。

刮拭膝关节后部：

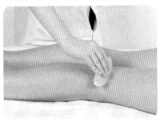

从上往下刮拭，委中穴可重刮。

刮拭膝关节主治风湿性关节炎及膝关节韧带损伤、肌腱劳损等膝关节的病变，另外对腰背部疾病、胃肠疾病的治疗也有很好的疗效。

认清刮痧的适应证和禁忌证

现代刮痧从工具到理论都有了巨大发展，尤其是根据经络理论选经配穴，辨证施术使其治疗范围大大拓宽。刮痧对于疼痛性疾病、脏腑神经失调等病症具有显著的疗效，但对于危重病例和比较复杂的疾病，首选药物和其他手段来治疗。

刮痧的适应证

（1）呼吸系统病症。感冒、发热、咳嗽、支气管炎、哮喘、慢性咽炎等病症。

（2）消化系统病症。呕吐、消化不良、腹泻、便秘、慢性胃炎、胃痛等病症。

（3）神经系统病症。眩晕、失眠、抑郁症、疲劳综合征、中风后遗症等病症。

（4）妇产科病症。月经不调、慢性盆腔炎、更年期综合征、产后缺乳等病症。

（5）男性病症。膀胱炎、尿道炎、前列腺炎、阳痿、早泄、遗精等病症。

（6）骨伤科病症。肩周炎、落枕、风湿性关节炎、腰椎间盘突出等病症。

（7）五官科病症。牙痛、鼻炎、鼻窦炎、咽喉肿痛、视力减退、耳聋、耳鸣等病症。

（8）儿科病症。营养不良、食欲不振、生长发育迟缓、小儿感冒及发热、腹泻、遗尿等病症。

刮痧的禁忌证

（1）严重心脑血管疾病者、急性期肝肾功能不全者、全身水肿者禁止刮拭。体内有恶性肿瘤的部位，应避开肿瘤所在部位，在其周边刮拭。大血管显现处禁止重刮。

（2）接触性皮肤病患者忌用刮痧，防止将疾病传染给他人。有出血倾向者禁止刮痧。

（3）女性怀孕期间禁止刮拭腰骶部及腹部，以免流产。女性经期禁止刮拭腰骶部。女性乳头禁刮。

（4）韧带、肌腱急性扭伤及外科手术疤痕处，均应在3个月之后才能行刮痧疗法。

（5）过饥、过饱、过度疲劳、醉酒者不可接受重力、大面积刮痧，否则会引起虚脱。

（6）精神病患者禁用刮痧法，以防刺激发病。

（7）凡是体表有疖肿、破溃、疮痈、斑疹和不明包块处禁止刮痧，否则会导致创口的感染和扩散。皮肤高度敏感者禁刮。

（8）眼睛、口唇、舌体、耳孔、鼻孔、肚脐、前后二阴等部位禁止刮痧，否则会引起这些部位黏膜破损。小儿囟门未闭合时，头颈部禁止刮痧。

第二章
刮痧健体法，生活乐无忧

刮痧疗法是中国民间疗法的精华之一，也是祖国医学的重要组成部分。由于其具有简便易学、取材方便、操作简单、安全无副作用、疗效显著等特点，因此在民间广为流传，深受大众的喜爱。特别是在当今医疗费用居高不下，生活养生越来越受到关注的情况下，越来越多的家庭开始采用这种方法进行自我保健和养生。

健脾养胃

—— 健脾养胃调气血

现代社会工作和生活节奏快，人们饮食不规律，导致各种肠胃疾病的发作，出现胃胀痛、食欲差、便溏、疲倦乏力等症状。但很多人只是注意到了胃部的表现，其实脾胃都要"三分治七分养"。研究表明：刺激人体穴位可以达到健脾养胃的效果。

◉ 操作方法

▶ 步骤①：中脘

● 穴位定位：位于上腹部，前正中线上，当脐中上4寸。

● 刮痧方法：用平刮法从上往下刮拭中脘穴30次，力度适中，可不出痧。

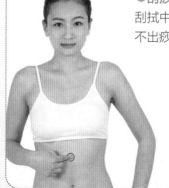

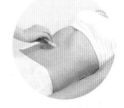

▶步骤②：足三里

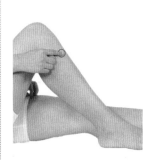

●**穴位定位：**位于小腿前外侧，犊鼻下3寸，距胫骨前缘一横指。

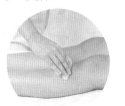

●**刮痧方法：**用面刮法从上往下刮拭足三里穴至小腿外侧下缘30次。

▶步骤③：脾俞

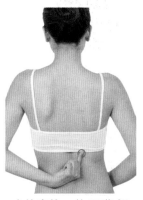

●**穴位定位：**位于背部，当第十一胸椎棘突下，旁开1.5寸。

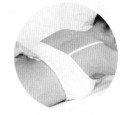

●**刮痧方法：**用面刮法沿膀胱经的循行刮拭脾俞穴10～15次，以出痧为度。

宣肺理气

—— 宣肺理气止咳喘

肺病是目前临床上比较常见的疾病之一，是在外感或内伤等因素影响下，造成肺脏功能失调和病理变化的病症，患者经常会有咳嗽、流涕、气喘等表现。研究表明：刺激人体穴位可以滋阴润肺、开瘀通窍、调理肺气，有效预防肺部疾病。

◉ 操作方法

▸ **步骤①：膻中**

● **穴位定位：** 位于胸部，当前正中线上，平第四肋间，两乳头连线的中点。

● **刮痧方法：** 用单角刮法从上到下刮拭膻中穴20～30次，力度适中，可不出痧。

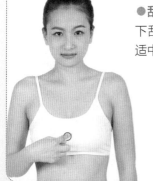

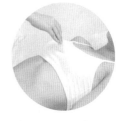

▶ **步骤②：列缺**

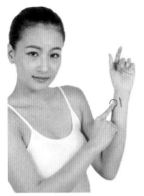

●**穴位定位：**位于前臂桡侧缘，桡骨茎突上方，腕横纹上1.5寸。

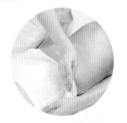

●**刮痧方法：**涂抹适量经络油，用角刮法从太渊穴经列缺穴刮至偏历穴30次。

▶ **步骤③：肺俞**

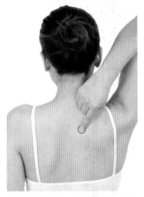

●**穴位定位：**位于背部，当第三胸椎棘突下，旁开1.5寸。

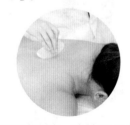

●**刮痧方法：**涂抹适量经络油，用面刮法刮拭肺俞穴30次，以出痧为度。

疏肝解郁

—— 疏肝解郁畅气机

现代年轻人常用郁闷、纠结来形容心情压抑、忧郁和各种不良的精神状态。抑郁多因七情所伤，导致肝气郁结。肝，"将军之官"也，调节血液，指挥新陈代谢，承担着解毒和废物排泄的任务，同时保证人体血气通畅，因此疏肝解郁对于人体的健康就显得非常重要。

◐ 操作方法

▶ **步骤①：日月**

● **穴位定位：** 位于胸部，乳头直下，第七肋间隙。

● **刮痧方法：** 用平刮法从上向下刮拭期门穴至日月穴10～15次，力度适中，可不出痧。

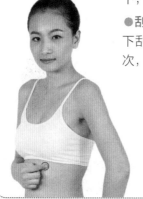

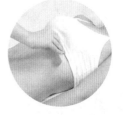

▶步骤②：期门

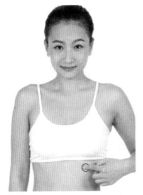

●**穴位定位：** 位于胸部，当乳头直下，第六肋间隙，前正中线旁开4寸。

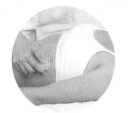

●**刮痧方法：** 用平刮法由内向外刮拭日月穴10～15次，可不出痧。

▶步骤③：太冲

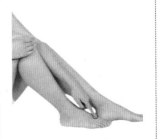

●**穴位定位：** 位于足背，当第一跖骨间隙的后方凹陷处。

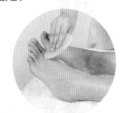

●**刮痧方法：** 涂抹适量经络油，用角刮法刮拭太冲穴30次，可不出痧。

补肾强腰

—— 补肾强腰壮筋骨

从古至今，似乎补肾仅仅是男性的专利，殊不知，夜尿频多、失眠多梦、腰腿酸软、脱发白发、卵巢早衰等症状在现代女性当中也是较为多见的。研究表明：刺激人体穴位可以疏通经络，调理人体内部的精气神，补充肾气，"肾气足"，则"百病除"。

◉ 操作方法

▶ 步骤①：肾俞

● 穴位定位：位于腰部，当第二腰椎棘突下，旁开1.5寸。

● 刮痧方法：涂抹适量经络油，用面刮法由内向外刮拭命门穴至肾俞穴10～15次，力度适中，以出痧为度。

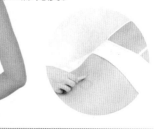

▶步骤②：关元

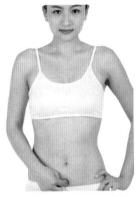

● **穴位定位：** 位于下腹部，前正中线上，当脐中下3寸。

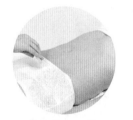

● **刮痧方法：** 涂抹适量经络油，用面刮法刮拭关元穴30次，以出痧为度。

▶步骤③：太溪

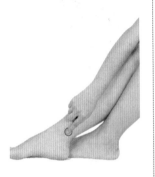

● **穴位定位：** 位于足内侧，内踝后方，当内踝尖与跟腱之间的凹陷处。

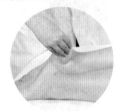

● **刮痧方法：** 涂抹适量经络油，用角刮法刮拭太溪穴20~30次，可不出痧。

养心安神

——养心安神解疲劳

心烦意乱，睡眠浅表，稍有动静就会惊醒是焦虑性失眠症的常见症状，也是亚健康的表现。焦虑、睡眠质量差以及精神恍惚等都与人的心态有着密切的关系，对工作和生活都会产生严重的影响。研究表明：刺激人体穴位可以疏解心烦气闷、宁心安神、改善睡眠。

◉ 操作方法

▶ 步骤①：安眠

● **穴位定位**：位于耳垂后的凹陷与枕骨下的凹陷连线的中点处。

● **刮痧方法**：涂抹适量经络油，用角刮法刮拭安眠穴30次，力道略重，以出痧为度。

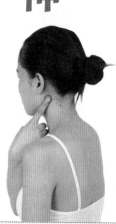

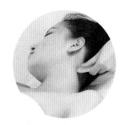

▶步骤②：内关

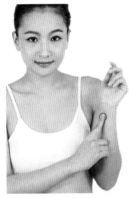

●**穴位定位：**位于前臂掌侧，当曲泽与大陵的连线上，腕横纹上2寸。

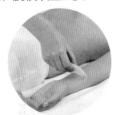

●**刮痧方法：**涂抹适量经络油，用面刮法刮拭内关穴30次，力度适中。

▶步骤③：涌泉

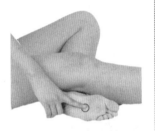

●**穴位定位：**位于足底部二、三趾趾缝纹头与足跟连线的前1/3与后2/3交点上。

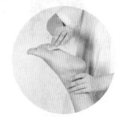

●**刮痧方法：**涂抹适量经络油，用角刮法刮拭涌泉穴20～30次，可不出痧。

靓丽佳人刮

美容养颜

—— 调畅气血美容颜

爱美是女人的天性，好气色能为女人增添不少光彩。我们常夸人"面带红光"，这便是一种气血充盈的外在表现。但是女人过了黄金年龄后，容颜极易衰老，气色也极易变差。刺激特定的穴位可以调畅气血，美容养颜。

◉ 操作方法

▶ **步骤①：迎香**

● **穴位定位：** 位于鼻翼外缘中点旁，当鼻唇沟中。

● **刮痧方法：** 用刮痧板角部点压迎香穴10次，刮至皮肤轻微发热即可，忌大力刮拭出痧。

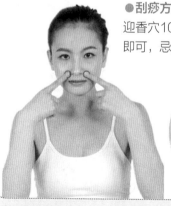

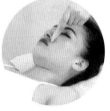

▶ 步骤②：巨髎

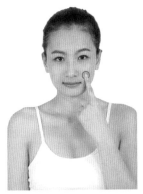

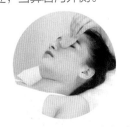

●**穴位定位：** 位于面部，瞳孔直下，平鼻翼下缘处，当鼻唇沟外侧。

●**刮痧方法：** 用刮痧板角部点压巨髎穴10次，手法轻柔，忌大力刮拭出痧。

▶ 步骤③：下关

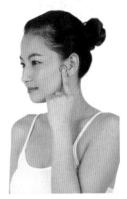

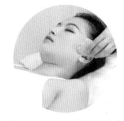

●**穴位定位：** 位于面部耳前方，当颧弓与下颌切迹所形成的凹陷中。

●**刮痧方法：** 用角刮法刮拭下关穴5～10次，手法轻柔，忌大力刮拭出痧。

瘦身降脂

——瘦身降脂排毒素

由于现在物质生活的丰富，现代人的能量摄入与能量消耗常常"入"大于"出"，这是导致很多人发胖的根本原因。刮痧能够达到其他减肥方法很难做到的效果，可以起到活血化瘀、疏通经络、行气止痛、清热解毒、健脾和胃等众多保健作用。

▶ 操作方法

▶ 步骤①：丰隆

● **穴位定位：** 位于小腿前外侧，当外踝尖上8寸，条口外，距胫骨前缘二横指（中指）。

● **刮痧方法：** 涂抹适量经络油，用面刮法刮拭足三里穴至丰隆穴30次，力度适宜，可不出痧。

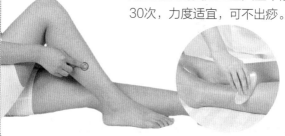

▶ 步骤②：中脘

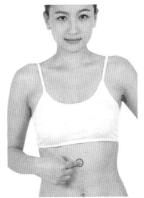

●穴位定位：位于上腹部，前正中线上，当脐中上4寸。

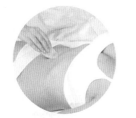

●刮痧方法：用角刮法从膻中穴刮至中脘穴30次，以出痧为度。

▶ 步骤③：背腧穴

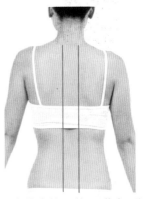

●穴位定位：位于背部后正中线（督脉）旁开1.5寸处。

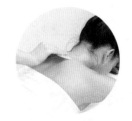

●刮痧方法：涂抹适量经络油，刮拭两条膀胱经10次，以潮红出痧为度。

调经止带

——调经止带益气血

每个月有那么几天，都是女性颇为烦恼的日子。有规律、无疼痛地度过了还算好，如果碰到不按规律"办事"的时候，的确够女性朋友们烦的。研究表明：刺激人体某些穴位可以行气活血，有效地改善女性月经不调、白带增多或有异味、痛经等。

▶ 操作方法

▶ 步骤①：血海

●**穴位定位：** 屈膝，位于大腿内侧，髌底内侧端上2寸，当股四头肌内侧头的隆起处。

●**刮痧方法：** 涂抹适量经络油，从上到下刮拭血海穴30次，以潮红出痧为度。

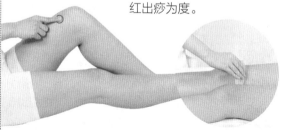

▶ 步骤②：三阴交

▶ 步骤③：关元

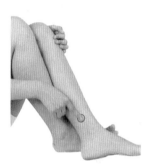

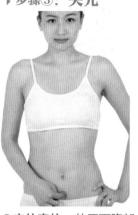

●**穴位定位：** 位于小腿内侧，当足内踝尖上3寸，胫骨内侧缘后方。

●**穴位定位：** 位于下腹部，前正中线上，当脐中下3寸。

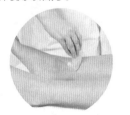

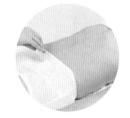

●**刮痧方法：** 涂抹适量经络油，刮拭三阴交穴30次，以潮红出痧为度。

●**刮痧方法：** 涂抹适量经络油，用面刮法刮拭关元穴20～30次，可不出痧。

排毒通便

——排毒通便健脾胃

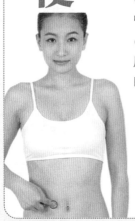

近年来，患便秘的中青年人呈明显上升趋势。工作压力大，心理上过度紧张，加上缺乏锻炼，活动量小，都是导致便秘的主要原因。便秘会导致毒素在体内堆积，影响身体健康。研究表明：刺激人体穴位可以调理肠胃、行气活血、疏经活络，对防治便秘及习惯性便秘者改善症状都有良好的效果。

▶ 操作方法

▶ 步骤①：天枢

● 穴位定位：位于腹中部，距脐中2寸。

● 刮痧方法：涂抹适量经络油，用角刮法刮拭天枢穴30次，力度由轻渐重，以潮红发热为度。

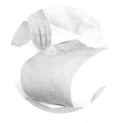

▶ **步骤②：曲池**

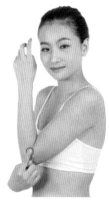

● **穴位定位：** 位于肘横纹外侧端，屈肘，当尺泽与肱骨外上髁连线中点。

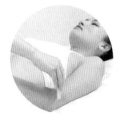

● **刮痧方法：** 用刮痧板侧边刮拭曲池穴30次，以出现红色点状痧痕为度。

▶ **步骤③：次髎**

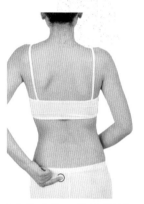

● **穴位定位：** 位于骶部，当髂后上棘内下方，适对第二骶后孔处。

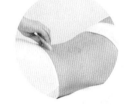

● **刮痧方法：** 以刮痧板侧边为着力点，刮拭次髎穴30次，至痧痕显现即可。

益气养血

—— 益气养血提精神

气血对人体最重要的作用就是滋养。气血充足，则人面色红润，肌肤饱满丰盈，毛发润滑有光泽，精神饱满，感觉灵敏。气血不足则皮肤容易粗糙、发暗、发黄、长斑。研究表明：刺激人体某些穴位可以促进人体内气血的运行。

◐ 操作方法

▶ **步骤①：足三里**

●**穴位定位：**位于小腿前外侧，当犊鼻下3寸，距胫骨前缘一横指（中指）。

●**刮痧方法：**涂抹适量经络油，用面刮法刮拭足三里穴30次，力度略重，以出痧为度。

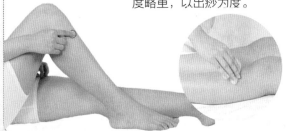

▶ 步骤②：**三阴交**

▶ 步骤③：**气海**

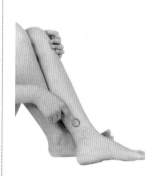

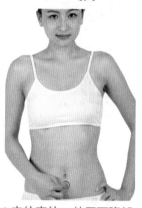

●**穴位定位：**位于小腿内侧，当足内踝尖上3寸，胫骨内侧缘后方。

●**穴位定位：**位于下腹部，前正中线上，脐中下1.5寸。

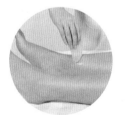

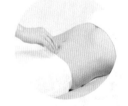

●**刮痧方法：**涂抹适量经络油，刮拭三阴交穴30次，以潮红出痧为度。

●**刮痧方法：**涂抹适量经络油，用面刮法刮拭气海穴20～30次，可不出痧。

强身健体

——强身健体祛病邪

人到老年之后免疫功能开始逐渐衰减，这时机体就会或多或少地出现各种问题。刮痧能改善局部微循环，起到祛除邪气、驱风散寒、清热除湿、活血化瘀的作用，以增强机体自身潜在的抗病能力和免疫机能，从而达到扶正祛邪、防病治病的目的。

◉ 操作方法

▶ 步骤①：足三里

● **穴位定位：** 位于小腿前外侧，当犊鼻下3寸，距胫骨前缘一横指（中指）。

● **刮痧方法：** 涂抹适量经络油，用面刮法刮拭足三里穴30次，以出痧为度。

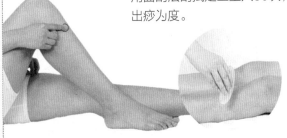

▶步骤②：三阴交

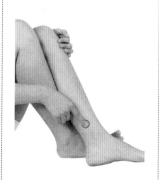

●**穴位定位**：位于小腿内侧，当足内踝尖上3寸，胫骨内侧缘后方。

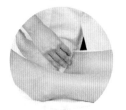

●**刮痧方法**：涂抹适量经络油，刮拭三阴交穴30次，以潮红出痧为度。

▶步骤③：关元

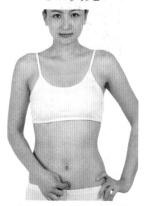

●**穴位定位**：位于下腹部，前正中线上，当脐中下3寸。

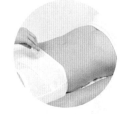

●**刮痧方法**：涂抹适量经络油，用面刮法刮拭关元穴20～30次，可不出痧。

延年益寿

——延年益寿保健康

寿命长短与多种因素有关，良好的行为习惯和生活方式对人的寿命的影响远比遗传要大得多。心态良好，适当参加运动，坚持合理健康的饮食方式，都可以帮助我们延年益寿。同时刮痧刺激人体穴位可以增强机体抵抗力和免疫力。

● 操作方法

▶ 步骤①：足三里

● **穴位定位：** 位于小腿前外侧，当犊鼻下3寸，距胫骨前缘一横指（中指）。

● **刮痧方法：** 涂抹适量经络油，用角刮法刮拭足三里穴30次，力度略重，以出痧为度。

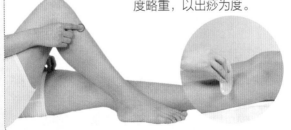

▶步骤②：三阴交

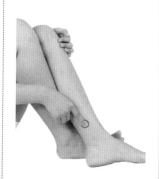

●**穴位定位**：位于小腿内侧，当足内踝尖上3寸，胫骨内侧缘后方。

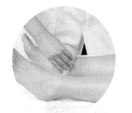

●**刮痧方法**：涂抹适量经络油，刮拭三阴交穴30次，以潮红出痧为度。

▶步骤③：肾俞

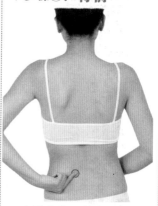

●**穴位定位**：位于腰部，当第二腰椎棘突下，旁开1.5寸。

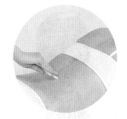

●**刮痧方法**：涂抹适量经络油，用面刮法刮拭肾俞穴50次，以出痧为度。

降压降糖

——降压降糖促循环

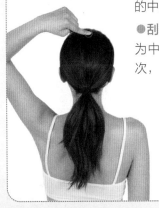

在中国的十大死亡原因中，与高血压、高血糖相关的死亡人数占总死亡人数的27%。刮痧能改善局部微循环，起到祛除邪气、活血化瘀的作用，以增强机体自身潜在的抗病能力和免疫机能，从而达到扶正祛邪、防病治病的目的。

◎ 操作方法

▶ 步骤①：百会

●**穴位定位：** 位于头部，当前发际正中直上5寸，或两耳尖连线的中点处。

●**刮痧方法：** 用面刮法以百会穴为中心向四周匀速刮拭15～30次，力度略重，以发热为度。

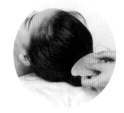

▶ **步骤②：曲池**

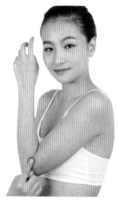

●**穴位定位：** 位于肘横纹外侧端，屈肘，当尺泽与肱骨外上髁连线中点。

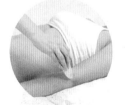

●**刮痧方法：** 涂抹适量经络油，刮拭曲池穴30次，以潮红出痧为度。

▶ **步骤③：太冲**

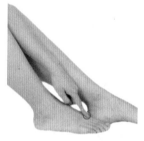

●**穴位定位：** 位于足背，第一跖骨间隙的后方凹陷处。

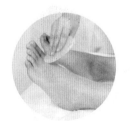

●**刮痧方法：** 用角刮法从上往下刮拭太冲穴30次，力度适中，可不出痧。

清热泻火

清热泻火除烦躁

生活中，我们时常会说"上火"。中医学认为，在人体内有一种看不见的"火"，它能产生温暖和力量，提供生命的能源，但若此"火"失去制约，火性就会上浮，出现某些病症，这些病症统称"上火"。刮痧能祛除邪气、清热解表，缓解"上火"现象。

▶ 操作方法

▶ 步骤①：大椎

●**穴位定位**：位于后正中线上，第七颈椎棘突下凹陷中。

●**刮痧方法**：涂抹适量经络油，用角刮法从上至下刮拭大椎穴30次，力度由轻加重，以潮红出痧为度。

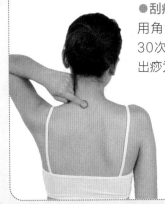

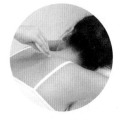

▶步骤②：曲池

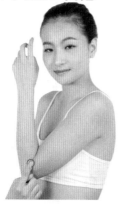

●穴位定位：位于肘横纹外侧端，屈肘，当尺泽与肱骨外上髁连线中点。

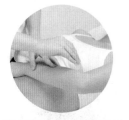

●刮痧方法：涂抹适量经络油，刮拭曲池穴30次，以潮红出痧为度。

▶步骤③：合谷

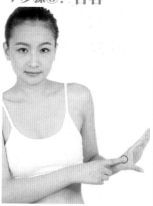

●穴位定位：位于手背，第一、二掌骨间，当第二掌骨桡侧的中点处。

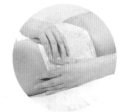

●刮痧方法：涂抹适量经络油，用角刮法刮拭合谷穴20～30次，力度适中。

消除疲劳

—— 提神醒脑解疲劳

造成身体疲劳的原因一般可分为以下几种：体力疲劳、脑力疲劳、病理疲劳、心理疲劳。人经常疲劳与身体营养不均衡，免疫力低下等因素有关。刮痧能改善局部微循环，起到祛除邪气、活血化瘀的作用，从而达到消除疲劳、防病治病的目的。

◉ 操作方法

▶ 步骤①：百会

●**穴位定位：** 位于头部，当前发际正中直上5寸，或两耳尖连线的中点处。

●**刮痧方法：** 用角刮法稍用力刮拭百会穴15～30次，以潮红发热为度。

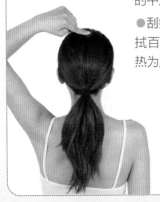

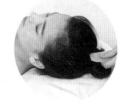

▶步骤②：太阳

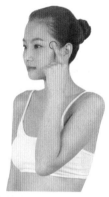

●**穴位定位**：位于前额两侧，外眼角与眉梢之间向后约一横指处。

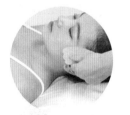

●**刮痧方法**：用平刮法刮拭印堂穴至太阳穴30次，力度适中，不出痧。

▶步骤③：风池

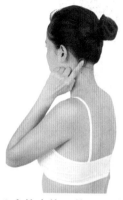

●**穴位定位**：位于项部，胸锁乳突肌与斜方肌上端之间的凹陷处。

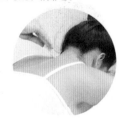

●**刮痧方法**：涂抹适量经络油，用角刮法从风池穴刮至大椎穴20~30次。

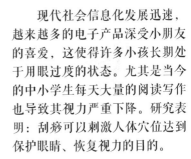

保护视力

——提神醒脑护视力

现代社会信息化发展迅速，越来越多的电子产品深受小朋友的喜爱，这使得许多小孩长期处于用眼过度的状态。尤其是当今的中小学生每天大量的阅读写作也导致其视力严重下降。研究表明：刮痧可以刺激人体穴位达到保护眼睛、恢复视力的目的。

◎ 操作方法

▶ **步骤①：坎宫**

● **穴位定位：** 位于眉心至两眉梢成一横线。

● **刮痧方法：** 用刮痧板侧边自眉心向眉梢方向单向刮拭坎宫穴30~50次，以皮肤潮红为度。

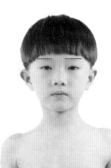

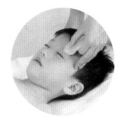

▶ **步骤②：四白**

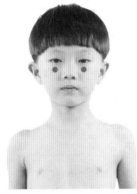

●**穴位定位：** 位于面部，瞳孔直下，当眶下孔凹陷处。

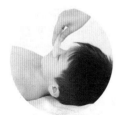

●**刮痧方法：** 用刮痧板角部从四白穴刮至承泣穴20次，由下至上，不宜出痧。

▶ **步骤③：天庭**

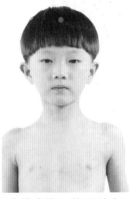

●**穴位定位：** 位于头部，当前发际正中直上0.5寸，感觉有个凹下去的地方。

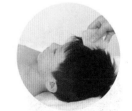

●**刮痧方法：** 用角刮法刮拭天庭穴，施以旋转回环的连续刮拭动作30次。

益智补脑

——益智补脑促发育

现代父母不仅关心宝宝的身体发育情况，而且也越来越注重宝宝的智力发育，希望可以拥有一个健康聪明的宝宝。父母平常除了给孩子提供智力和身体发育的营养需求外，也可以通过刮痧，刺激儿童的脑部发育，达到益智补脑的效果。

◉ 操作方法

▶ 步骤①：百会

● **穴位定位：** 位于头部，当前发际正中直上5寸，或两耳尖连线的中点处。

● **刮痧方法：** 用面刮法以百会穴为中心稍用力向四周放射性刮拭15～30次，以潮红发热为度。

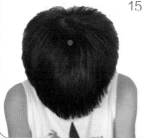

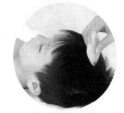

▶ 步骤②：四神聪

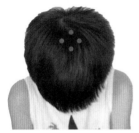

●**穴位定位**：位于头顶部，当百会穴前后左右各1寸，共4穴。

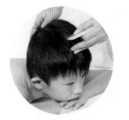

●**刮痧方法**：用刮痧板角部呈放射性向四周刮拭四神聪穴3分钟。

▶ 步骤③：心俞

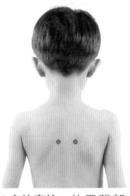

●**穴位定位**：位于背部，当第五胸椎棘突下，旁开1.5寸。

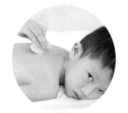

●**刮痧方法**：用刮痧板从上向下刮拭心俞穴至肾俞穴20次，皮肤潮红即可。

调理肠道

— 调理肠道健脾胃

很多小孩不爱吃蔬菜，喜欢高脂肪的食品，一些家长又不知道如何引导，这样就造成小儿肠胃蠕动缓慢，消化不良，从而引起便秘。除了嘱咐患儿要增加膳食纤维摄入量、多饮水、进行排便训练、加大活动量之外，家长还可以运用刮痧疗法为小孩调理肠道。

◉ 操作方法

▶ **步骤①：中脘**

● **穴位定位**：位于上腹部，前正中线上，当脐中上4寸。

● **刮痧方法**：用刮痧板角部刮拭中脘穴，可不出痧，以皮肤表面出现潮红为度。

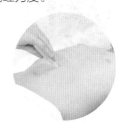

▶步骤②：天枢

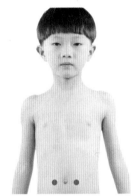

●**穴位定位**：位于脐中旁开2寸。

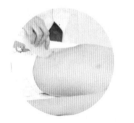

●**刮痧方法**：用刮痧板从上往下轻轻刮拭两侧天枢穴20~30次，以出痧为度。

▶步骤③：足三里

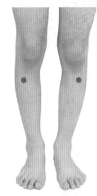

●**穴位定位**：位于小腿前外侧，当犊鼻下3寸，距胫骨前缘一横指。

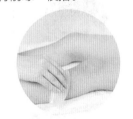

●**刮痧方法**：用面刮法从上往下刮拭足三里穴到上巨虚穴30次，可不出痧。

消食化积

——健脾养胃促消化

小儿饮食不节而脾胃功能又较弱，往往容易产生积食。3岁以下的宝宝，消化功能还不健全，积食不消，就会使体内过热，表现为口臭、大便干，平时很乖的宝宝变得烦躁闹人。出现这种状况应及时采取措施改善，刮痧可以起到消食化积的作用。

◉ 操作方法

▶ **步骤①：中脘**

● **穴位定位：**位于上腹部，前正中线上，当脐中上4寸。

● **刮痧方法：**用刮痧板角部刮拭中脘穴30次，可不出痧，以皮肤表面出现潮红为度。

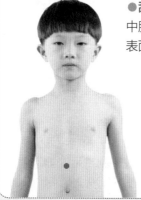

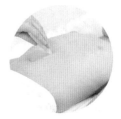

▶ **步骤②：丰隆**

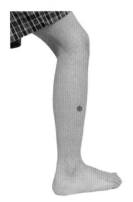

● **穴位定位：** 位于小腿前外侧，当外踝尖上8寸，距胫骨前缘二横指。

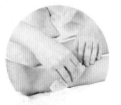

● **刮痧方法：** 用刮痧板侧边刮拭丰隆穴30次，力度略重，以皮肤红润为度。

▶ **步骤③：天枢**

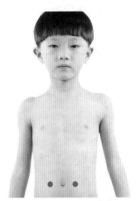

● **穴位定位：** 位于脐中旁开2寸。

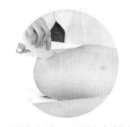

● **刮痧方法：** 用刮痧板角部刮拭天枢穴20~30次，以皮肤出现潮红为度。

强健骨骼

——强健骨骼促发育

每个家长都希望自己的孩子长得高大、身体健康。须知，除了要给孩子必要的营养补充外，还要陪同孩子一起进行锻炼。另外，日常生活中如果我们学会一些中医刮痧手法也是可以达到强健骨骼目的的，因为通过穴位刮痧可以增加经络的运行和全身气血的营养，促进新陈代谢，有利于骨骼发育，而且简便易行。

◎ 操作方法

▸ **步骤①：大椎**

● **穴位定位：** 位于后正中线上，第七颈椎棘突下凹陷中。

● **刮痧方法：** 用刮痧板角部由轻到重刮拭大椎穴1~3分钟。

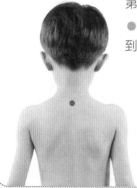

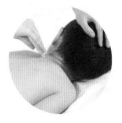

▶ **步骤②：三阴交**

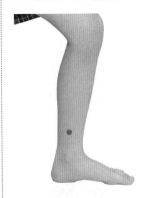

●**穴位定位：**位于小腿内侧，当足内踝尖上3寸，胫骨内侧缘后方。

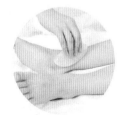

●*刮痧方法：*用刮痧板厚边刮拭三阴交穴1～3分钟，至潮红发热为止。

▶ **步骤③：委中**

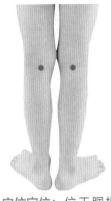

●**穴位定位：**位于腘横纹中点，当股二头肌腱与半腱肌肌腱的中间。

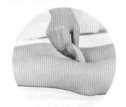

●*刮痧方法：*用刮痧板角部刮拭委中穴1～3分钟，以有热感为宜。

▶步骤④：肾俞

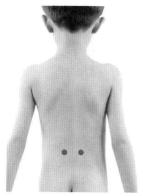

●**穴位定位**：位于腰部，当第二腰椎棘突下，旁开1.5寸。

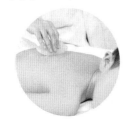

●**刮痧方法**：涂抹适量经络油，用刮痧板厚边刮拭肾俞穴1~3分钟。

▶步骤⑤：足三里

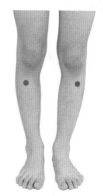

●**穴位定位**：位于小腿前外侧，当犊鼻下3寸，距胫骨前缘一横指。

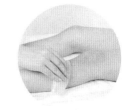

●**刮痧方法**：用刮痧板侧边从上往下刮拭足三里穴30次，可不出痧。

第三章

对症刮痧——刮走病痛一身轻松

　　现代人总是徘徊在亚健康的边缘。如果对这种状况长期视而不见，久而久之，小病成大疾，一切将积重难返。刮痧疗法是目前公认的赶走亚健康、缓解心理压力最好的手段之一。随着中医刮痧实践的不断累积，人们现在已经逐渐摸索出针对各种疾病的、有效而安全的自我刮痧手法，悉心掌握这些手法，对现代人防病治病极为有益。

感冒

——疏风解表治感冒

感冒，中医称"伤风"，是一种因病毒或细菌侵入人体而引发的上呼吸道感染，开始时鼻内有干燥感及痒感，并打喷嚏、全身不适或有低热，随后渐有鼻塞、嗅觉减退、流大量清水鼻涕及鼻黏膜充血、水肿、有大量清水样或脓性分泌物等。

◎ 操作方法

▶ **步骤①：风池**

● **穴位定位：** 位于项部，当枕骨之下，与风府相平，胸锁乳突肌与斜方肌上端之间的凹陷处。

● **刮痧方法：** 用角刮法刮拭风池穴30次，病情重者力度稍重，以局部潮红发热为度。

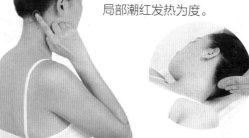

▶**步骤②：大椎**

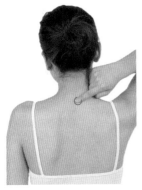

●**穴位定位：**位于后正中线上，第七颈椎棘突下凹陷中。

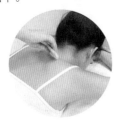

●**刮痧方法：**用点刮法刮拭大椎穴30次，力度由轻渐重。

▶**步骤③：肺俞**

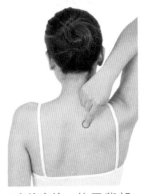

●**穴位定位：**位于背部，当第三胸椎棘突下，旁开1.5寸。

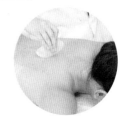

●**刮痧方法：**用刮痧板刮拭肺俞穴30次，反复刮至皮肤出现痧痕为止。

▶步骤④：中府

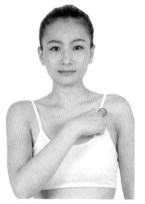

● **穴位定位**：位于胸前壁外上方，平第一肋间隙，距前正中线6寸。

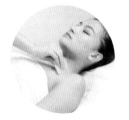

● **刮痧方法**：用刮痧板反复刮拭中府穴30次，直至皮肤出现痧痕为止。

▶步骤⑤：合谷

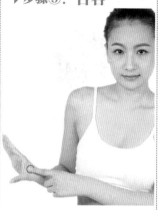

● **穴位定位**：位于手背，第一、二掌骨间，当第二掌骨桡侧的中点处。

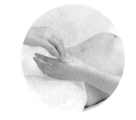

● **刮痧方法**：用刮痧板反复刮拭合谷穴30次，以出痧为度。

发热是指体温高出正常标准。中医认为，发热分外感发热和内伤发热。外感发热见于感冒、伤寒、瘟疫等病症。内伤发热有阴虚发热、阳虚发热、血虚发热、气虚发热等。西医认为常见的发热激活物有来自体外的外致热原，如细菌、病毒、真菌、疟原虫等。

发热

—— 清热泻火除烦躁

◎ 操作方法

▶ 步骤①：大杼

●**穴位定位：** 位于背部，当第一胸椎棘突下，旁开1.5寸。

●**刮痧方法：** 用面刮法自上而下刮拭大杼穴30次，接触面应尽可能拉大，刮至皮肤出痧为度。

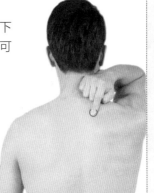

▶ 步骤②：外关

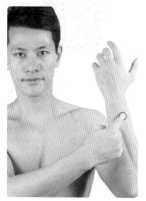

●穴位定位：位于前臂背侧，当阳池与肘尖的连线上，腕背横纹上2寸。

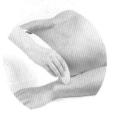

●刮痧方法：用刮痧板角部旋转回环的连续刮拭外关穴1~3分钟。

▶ 步骤③：复溜

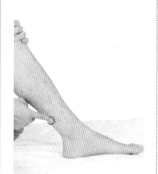

●穴位定位：位于小腿内侧，太溪直上2寸，跟腱的前方。

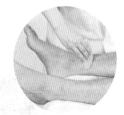

●刮痧方法：用面刮法刮拭复溜穴30次，以出痧为度。

作为人体肺系疾病的主要症候之一，有声无痰为咳，有痰无声为嗽，痰与声多并见，难以分得清楚，所以人们一般将其并称为咳嗽。干咳、喉咙发痒、咽喉干痛是风燥伤肺；咳痰不利、痰液黏稠发黄伴有鼻涕和口渴则是风热犯肺。

咳嗽
——宣肺理气平咳喘

○ 操作方法

▶ 步骤①：大椎

● **穴位定位：** 位于后正中线上，第七颈椎棘突下凹陷中。

● **刮痧方法：** 用点刮法刮拭大椎穴30次，力度由轻渐重，直至皮肤出痧为度。

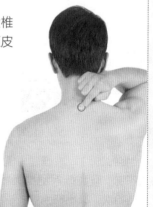

▶步骤②：大杼

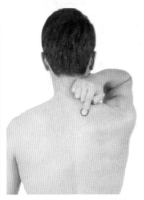

●**穴位定位：** 位于背部，当第一胸椎棘突下，旁开1.5寸。

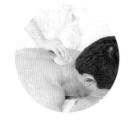

●**刮痧方法：** 涂抹适量经络油，取刮痧板刮拭大杼穴20次，以出痧为度。

▶步骤③：肺俞

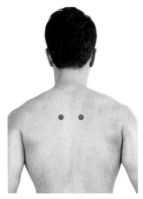

●**穴位定位：** 位于背部，当第三胸椎棘突下，旁开1.5寸。

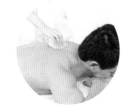

●**刮痧方法：** 用刮痧板刮拭肺俞穴30次，反复刮至皮肤出现痧痕为止。

▶步骤④：风门

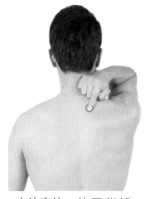

●**穴位定位：**位于背部，当第二胸椎棘突下，旁开1.5寸。

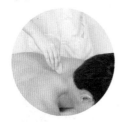

●**刮痧方法：**涂抹适量经络油，取刮痧板刮拭风门穴20次，可不出痧。

▶步骤⑤：列缺

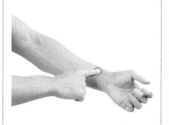

●**穴位定位：**位于前臂桡侧缘，桡骨茎突上方，腕横纹上1.5寸。

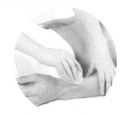

●**刮痧方法：**用角刮法从太渊穴经列缺穴刮至偏历穴30次，注意避开骨头。

慢性咽炎

——清肺润燥治咽炎

慢性咽炎是较常见的口腔疾病。多见于成年人，病程长，容易复发。临床主要表现多种多样，如咽部不适感、异物感、痒感、灼热感、干燥感或刺激感，还可有微痛感。主要由其分泌物及肥大的淋巴滤泡刺激所致。可伴有咳嗽、恶心等反应。

◉ 操作方法

▶ 步骤①：人迎

● 穴位定位：位于颈部，结喉旁，当胸锁乳突肌的前缘，颈总动脉搏动处。

● 刮痧方法：用面刮法自上往下刮拭人迎穴1～3分钟，以潮红出痧为度。

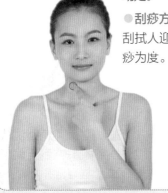

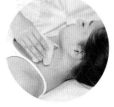

▶步骤②：天突

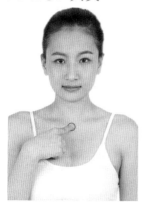

●**穴位定位：** 位于颈部，当前正中线上，胸骨上窝中央。

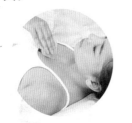

●**刮痧方法：** 用角刮法刮拭天突穴1~3分钟，力度适中，以潮红为度。

▶步骤③：合谷

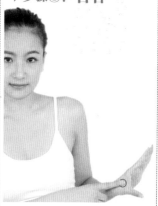

●**穴位定位：** 位于手背，第一、二掌骨间，当第二掌骨桡侧的中点处。

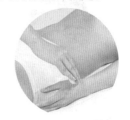

●**刮痧方法：** 用角刮法从上至下刮拭合谷穴1~3分钟，以出痧为度。

支气管炎

—— 清热肃肺平咳喘

支气管炎是指气管、支气管黏膜及其周围组织的慢性非特异性炎症，临床上以长期咳嗽、咳痰、喘息以及反复呼吸道感染为特征。部分患者起病之前先有急性上呼吸道感染（如感冒）症状。当合并呼吸道感染时，细支气管黏膜充血水肿，痰液阻塞及支气管管腔狭窄，可产生气喘（喘息）的症状。

◎ **操作方法**

▶ **步骤①：天突**

● **穴位定位：** 位于颈部，当前正中线上，胸骨上窝中央。

● **刮痧方法：** 涂抹经络油，用角刮法刮拭天突穴，并施以旋转回环的连续刮拭动作30次。

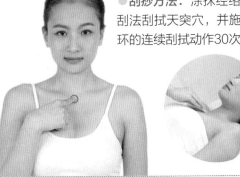

▶步骤②：**大杼**

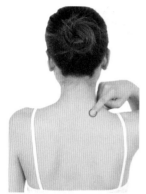

●**穴位定位**：位于背部，当第一胸椎棘突下，旁开1.5寸。

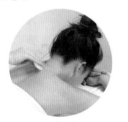

●**刮痧方法**：涂抹适量经络油，用面刮法刮拭大杼穴20次，以出痧为度。

▶步骤③：**肺俞**

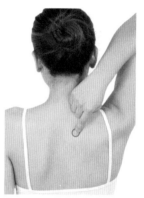

●**穴位定位**：位于背部，当第三胸椎棘突下，旁开1.5寸。

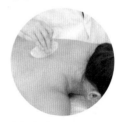

●**刮痧方法**：用刮痧板刮拭肺俞穴30次，反复刮至皮肤出现痧痕为止。

▶步骤④：风门

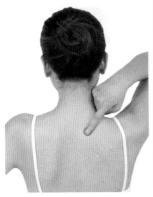

●**穴位定位：** 位于背部，当第二胸椎棘突下，旁开1.5寸。

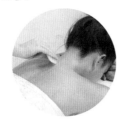

●**刮痧方法：** 涂抹适量经络油，取刮痧板刮拭风门穴20次，皮肤潮红为度。

▶步骤⑤：太渊

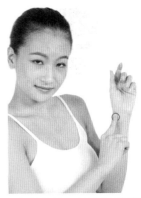

●**穴位定位：** 位于腕掌侧横纹桡侧，当桡动脉搏动处。

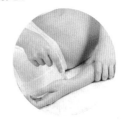

●**刮痧方法：** 用角刮法刮拭太渊穴20次，至皮肤出现痧痕即可。

肺炎是指终末气道、肺泡和肺间质等组织病变所发生的炎症。主要临床表现为寒战、高热、咳嗽、咳痰；部分患者可伴胸痛或呼吸困难；病情严重者可并发肺水肿、败血症、感染性休克、支气管扩张等疾病。本病起病急，自然病程是7~10天。

肺炎

——清肺化痰治肺炎

● 操作方法

▶ **步骤①：天突**

● **穴位定位：** 位于颈部，当前正中线上，胸骨上窝中央。

● **刮痧方法：** 用角刮法由上向下刮拭天突穴30次，由轻到重，以皮肤出现红晕为度。

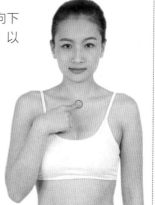

▶ 步骤②：膻中

▶ 步骤③：中府

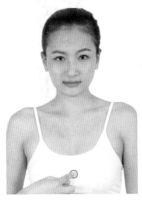

●**穴位定位：** 位于胸部，当前正中线上，平第四肋间，两乳头连线的中点。

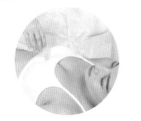

●**刮痧方法：** 用角刮法由上向下刮拭膻中穴30次，以皮肤出现红晕为度。

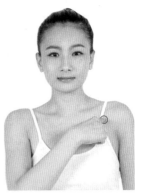

●**穴位定位：** 位于胸前壁外上方，平第一肋间隙，距前正中线6寸。

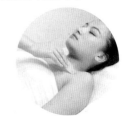

●**刮痧方法：** 用角刮法由上向下刮拭中府穴30次，以皮肤出现潮红为度。

▶步骤④：**肺俞**

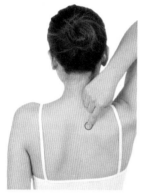

●**穴位定位：** 位于背部，当第三胸椎棘突下，后正中线旁开1.5寸。

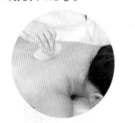

●**刮痧方法：** 用面刮法由上向下刮拭肺俞穴30次，以皮肤出现痧点为度。

▶步骤⑤：**心俞**

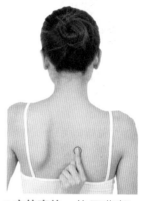

●**穴位定位：** 位于背部，当第五胸椎棘突下，后正中线旁开1.5寸。

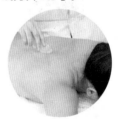

●**刮痧方法：** 用角刮法由内向外刮拭心俞穴30次，反复刮至出痧为止。

哮喘

—— 宣肺理气治哮喘

哮喘是一种常见的气道慢性炎症性疾病，主要特征是多变和复发的症状、可逆性气流阻塞和支气管痉挛。常常表现为喘息、气促、咳嗽、胸闷等症状突然发生，或原有症状急剧加重，常有呼吸困难症状，以呼气量降低为其发病特征。这些症状常在接触烟雾、香水、油漆、灰尘、宠物、花粉后发作。

● 操作方法

▶ 步骤①：定喘

● 穴位定位：位于背部，第七颈椎棘突下，旁开0.5寸。

● 刮痧方法：涂抹经络油，用刮痧板厚边棱角面斜刮定喘穴30次，以皮肤潮红发热为度。

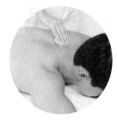

▶ 步骤②：**膻中**

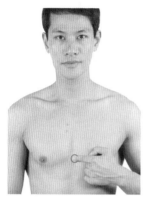

●**穴位定位**：位于胸部，当前正中线上，平第四肋间，两乳头连线的中点。

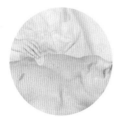

●**刮痧方法**：用单角刮法从上到下刮拭膻中穴30次，力度适中，可不出痧。

▶ 步骤③：**肺俞**

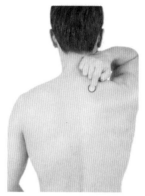

●**穴位定位**：位于背部，当第三胸椎棘突下，旁开1.5寸。

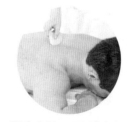

●**刮痧方法**：用刮痧板刮拭肺俞穴30次，反复刮至皮肤出现痧痕为止。

▶步骤④：膏肓

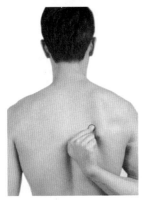

●**穴位定位：** 位于背部，当第四胸椎棘突下，旁开3寸。

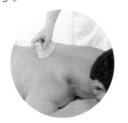

●**刮痧方法：** 用刮痧板厚边棱角面用力斜刮膏肓穴30次，以出痧为度。

▶步骤⑤：孔最

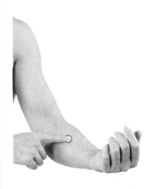

●**穴位定位：** 位于前臂掌面桡侧，当尺泽与太渊连线上，腕横纹上7寸。

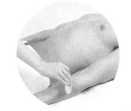

●**刮痧方法：** 用刮痧板厚边棱角面刮拭孔最穴30次，以出痧为度。

呕吐是临床常见病症，既可单独出现，亦可见于多种疾病，是机体的一种防御反射动作。一般可分为三个阶段，即恶心、干呕和呕吐，恶心常为呕吐的前驱症状，表现为上腹部特殊不适感，常伴有头晕、流涎，随后出现干呕和呕吐。

呕吐

——健脾降逆止呕吐

◎ 操作方法

▶ 步骤①：中脘

●**穴位定位：**位于上腹部，前正中线上，当脐中上4寸。

●**刮痧方法：**用角刮法从膻中穴刮至中脘穴30次，力度不宜太重，以出痧为度。

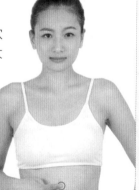

▶ 步骤②：气海

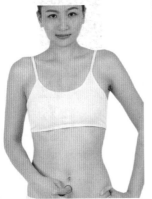

●**穴位定位**：位于下腹部，前正中线上，脐中下1.5寸。

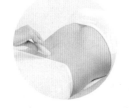

●**刮痧方法**：涂抹适量经络油，用面刮法刮拭气海穴30次，以发热为度。

▶ 步骤③：足三里

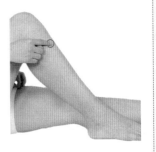

●**穴位定位**：位于小腿前外侧，当犊鼻下3寸，距胫骨前缘一横指。

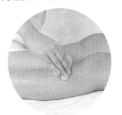

●**刮痧方法**：涂抹适量经络油，用面刮法刮拭足三里穴30次，以出痧为度。

▶步骤④：内关

▶步骤⑤：神门

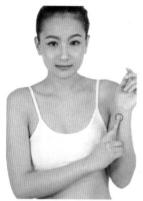

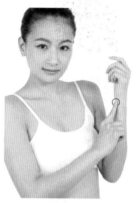

●**穴位定位：** 位于前臂掌侧，当曲泽与大陵的连线上，腕横纹上2寸。

●**穴位定位：** 位于腕部，腕掌侧横纹尺侧腕屈肌腱的桡侧凹陷处。

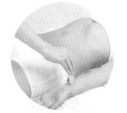

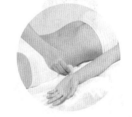

●**刮痧方法：** 涂抹适量经络油，用角刮法刮拭内关穴30次，可不出痧。

●**刮痧方法：** 涂抹适量经络油，用面刮法重刮内关穴至神门穴30次。

胸闷

——益气养心治胸闷

胸闷，可轻可重，是一种自觉胸部闷胀及呼吸不畅的主观感觉，轻者可能是神经官能性的，即心脏、肺的功能失去调节引起的，经西医诊断无明显的器质性病变。严重者为心肺二脏的疾患引起，可由冠心病、心肌供血不足或慢支炎、肺气肿、肺心病等导致，经西医诊断有明显的器质性病变。

◉ 操作方法

▶ 步骤①：俞府

●**穴位定位：** 位于胸部，当锁骨下缘，前正中线旁开2寸。

●**刮痧方法：** 用面刮法刮拭俞府穴30次，以皮肤出现红晕为度。

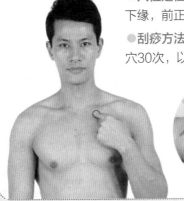

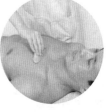

▶步骤②：**大包**

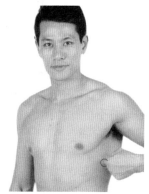

●**穴位定位**：位于侧胸部，腋中线上，第六肋间隙处。

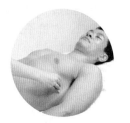

●**刮痧方法**：用角刮法刮拭大包穴30次，以刮拭部位潮红出痧为度。

▶步骤③：**天池**

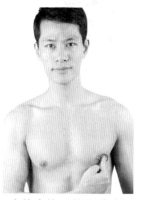

●**穴位定位**：位于胸部，当第四肋间隙，乳头外1寸，前正中线旁开5寸。

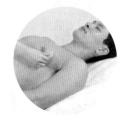

●**刮痧方法**：用面刮法轻柔刮拭天池穴30次，以刮拭部位潮红为度。

胃痛

——健脾理气治胃痛

胃痛是指上腹胃脘部近心窝处发生疼痛，是临床上一种很常见的病症。胃部是人体内重要的消化器官之一。实际上引起胃痛的疾病原因有很多，有一些还是非常严重的疾病，常见于急慢性胃炎，胃、十二指肠溃疡病，胃黏膜脱垂，胃下垂，胰腺炎，胆囊炎及胆石症等疾病。

◎ 操作方法

▶ 步骤①：中脘

● **穴位定位：** 位于上腹部，前正中线上，当脐中上4寸。

● **刮痧方法：** 用角刮法从膻中穴刮至中脘穴30次，力度不宜太重，以出痧为度。

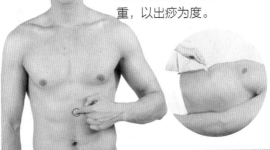

▶步骤②：天枢

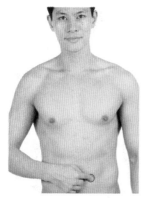

●**穴位定位：**位于脐中旁开2寸。

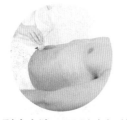

●**刮痧方法：**用刮痧板从上往下刮拭天枢穴30次，以皮肤出痧为度。

▶步骤③：足三里

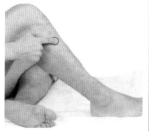

●**穴位定位：**位于小腿前外侧，当犊鼻下3寸，距胫骨前缘一横指（中指）。

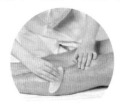

●**刮痧方法：**涂抹适量经络油，用面刮法刮拭足三里穴30次，以出痧为度。

▶步骤④：内关

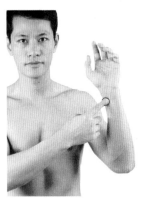

●**穴位定位**：位于前臂掌侧，当曲泽与大陵的连线上，腕横纹上2寸。

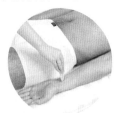

●**刮痧方法**：涂抹适量经络油，用角刮法刮拭内关穴30次，可不出痧。

▶步骤⑤：胃俞

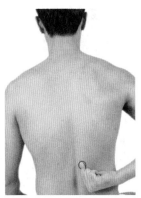

●**穴位定位**：位于背部，当第十二胸椎棘突下，旁开1.5寸。

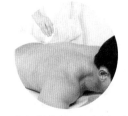

●**刮痧方法**：用刮痧板角部由内向外刮拭胃俞穴50次，以出痧为度。

消化不良是由胃动力障碍所引起的疾病，包括胃蠕动不好的胃轻瘫和食道反流病。其主要表现为上腹痛、早饱、腹胀、嗳气等。长期消化不良易导致肠内平衡被打乱，出现腹泻、便秘、腹痛和胃癌等，所以消化不良者平常要注意自己的饮食习惯，不宜食用油腻、辛辣、刺激的食物。

消化不良

—— 健脾养胃促消化

◎ 操作方法

▶ 步骤①：中脘

● **穴位定位：** 位于上腹部，前正中线上，当脐中上4寸。

● **刮痧方法：** 用刮痧板角部刮拭中脘穴30次，可不出痧，以皮肤表面出现潮红为度。

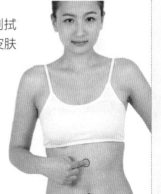

▶ 步骤②：足三里

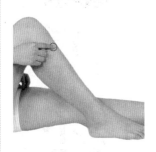

● **穴位定位**：位于小腿前外侧，当犊鼻下3寸，距胫骨前缘一横指。

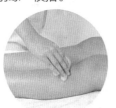

● **刮痧方法**：用面刮法从上往下刮拭足三里穴到上巨虚穴2分钟，可不出痧。

▶ 步骤③：天枢

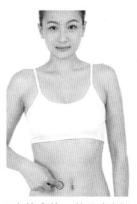

● **穴位定位**：位于腹中部，距脐中2寸。

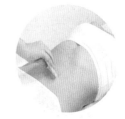

● **刮痧方法**：用角刮法刮拭天枢穴15～30次，以出痧为度。

▶步骤④：**脾俞**

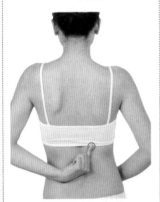

●**穴位定位：**位于背部，当第十一胸椎棘突下，旁开1.5寸。

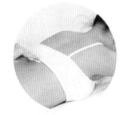

●**刮痧方法：**用刮痧板侧边从上往下刮拭脾俞穴2分钟，以出痧为度。

▶步骤⑤：**胃俞**

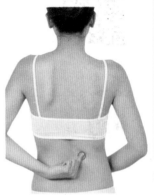

●**穴位定位：**位于背部，当第十二胸椎棘突下，旁开1.5寸。

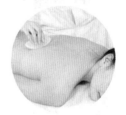

●**刮痧方法：**用刮痧板侧边从上往下刮拭胃俞穴2分钟，以皮肤发热为度。

打嗝

——养胃理气治打嗝

打嗝，中医称之为呃逆，指气从胃中上逆，于喉间频频作声，声音急而短促，是生理上常见的一种现象，由横膈膜痉挛收缩引起。呃逆的原因有多种，一般病情不重，可自行消退。中医辨证时可分为胃中寒冷、胃气上逆、气逆痰阻、脾胃阳虚、胃阴不足等症状。

◎ 操作方法

▶ **步骤①：膻中**

● **穴位定位：**位于胸部，当前正中线上，平第四肋间，两乳头连线的中点。

● **刮痧方法：**用单角刮法从上到下刮拭膻中穴30次，力度适中，可不出痧。

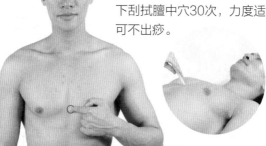

▶步骤②：中脘

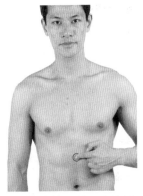

●穴位定位：位于上腹部，前正中线上，当脐中上4寸。

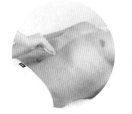

●刮痧方法：用刮痧板角部刮拭中脘穴30次，以皮肤表面出现潮红为度。

▶步骤③：膈俞

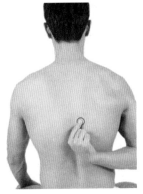

●穴位定位：位于背部，当第七胸椎棘突下，旁开1.5寸。

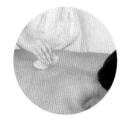

●刮痧方法：用刮痧板侧边刮拭膈俞穴30次，以出痧为度。

▶步骤④：胃俞

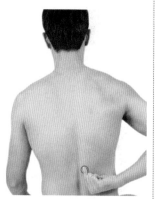

●**穴位定位：**位于背部，当第十二胸椎棘突下，旁开1.5寸。

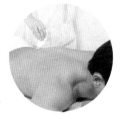

●**刮痧方法：**用刮痧板角部由里向外刮拭胃俞穴30次，以皮肤发热为度。

▶步骤⑤：内关

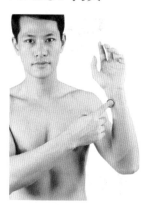

●**穴位定位：**位于前臂掌侧，当曲泽与大陵的连线上，腕横纹上2寸。

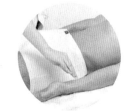

●**刮痧方法：**涂抹适量经络油，用角刮法刮拭内关穴30次，可不出痧。

腹泻是大肠疾病最常见的一种症状，主要表现为排便次数明显超过日常习惯的排便次数，粪质稀薄，水分增多，每日排便总量超过200克。正常人群每天只需排便1次，且大便成型，颜色呈黄色或黄褐色。腹泻主要分为急性与慢性，急性腹泻发病时期为一至两个星期，但慢性腹泻发病时则在两个月以上，多由肛肠疾病所引起。

腹泻

——健脾养胃治腹泻

◎ **操作方法**

▶ **步骤①：天枢**

● **穴位定位：**位于脐中旁开2寸。

● **刮痧方法：**用刮痧板从上往下刮拭天枢穴30次，以皮肤潮红出痧为度。

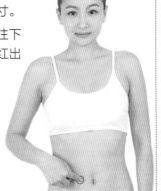

▶步骤②：足三里

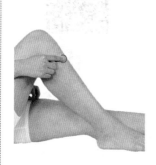

●**穴位定位：**位于小腿前外侧，当犊鼻下3寸，距胫骨前缘一横指。

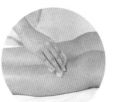

●**刮痧方法：**用刮痧板侧边从上往下刮拭足三里穴30次，可不出痧。

▶步骤③：合谷

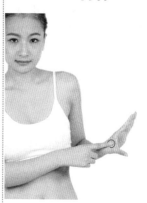

●**穴位定位：**位于手背，第一、二掌骨间，当第二掌骨桡侧的中点处。

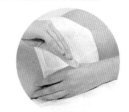

●**刮痧方法：**用刮痧板角部反复刮拭合谷穴30次，力度适中，可不出痧。

▶步骤④：**脾俞**

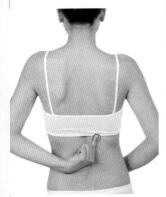

●**穴位定位**：位于背部，当第十一胸椎棘突下，旁开1.5寸。

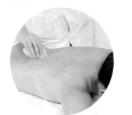

●**刮痧方法**：用刮痧板侧边从上往下刮拭脾俞穴30次，以皮肤发热为度。

▶步骤⑤：**胃俞**

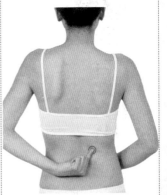

●**穴位定位**：位于背部，当第十二胸椎棘突下，旁开1.5寸。

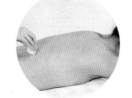

●**刮痧方法**：用刮痧板侧边从上往下刮拭胃俞穴30次，以皮肤发热为度。

腹胀

——健脾理气治腹胀

腹胀是一种常见的消化系统症状，引起腹胀的原因主要见于胃肠道胀气、各种原因所致的腹水、腹腔肿瘤等。正常人胃肠道内可有少量气体（约150毫升左右），当咽入胃内空气过多或消化吸收功能不良导致胃肠道内产气过多，而肠道内的气体又不能从肛门排出体外时，则可导致腹胀。

▶ 操作方法

▶ 步骤①：肝俞

● **穴位定位：** 位于背部，当第九胸椎棘突下，旁开1.5寸。

● **刮痧方法：** 用刮痧板侧边从上往下刮拭肝俞穴30次，以皮肤潮红发热为度。

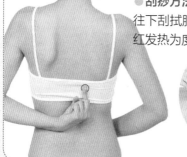

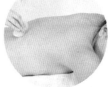

▶步骤②：**脾俞**

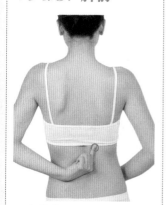

●**穴位定位：**位于背部，当第十一胸椎棘突下，旁开1.5寸。

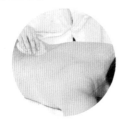

●**刮痧方法：**用刮痧板侧边从上往下刮拭脾俞穴30次，以出痧为度。

▶步骤③：**肾俞**

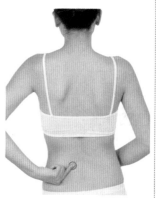

●**穴位定位：**位于腰部，当第二腰椎棘突下，旁开1.5寸。

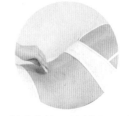

●**刮痧方法：**涂抹适量经络油，用面刮法刮拭肾俞穴30次，以出痧为度。

▶ 步骤④: 足三里

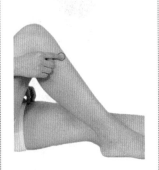

● **穴位定位:** 位于小腿前外侧, 当犊鼻下3寸, 距胫骨前缘一横指。

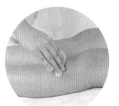

● **刮痧方法:** 用刮痧板侧边从上往下刮拭足三里穴30次, 可不出痧。

▶ 步骤⑤: 三阴交

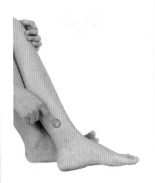

● **穴位定位:** 位于小腿内侧, 当足内踝尖上3寸, 胫骨内侧缘后方。

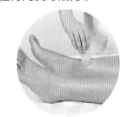

● **刮痧方法:** 用刮痧板角部刮拭三阴交穴30次, 至皮肤潮红发热即可。

便秘是临床常见的复杂症状，而不是一种疾病，主要表现为排便次数减少、粪便量减少、粪便干结、排便费力等。引起功能性便秘的原因有：饮食不当，如饮水过少或进食含纤维素的食物过少；生活压力过大，精神紧张；滥用泻药，对药物产生依赖形成便秘；结肠运动功能紊乱；年老体虚，排便无力等。

便秘
——理气健脾治便秘

◉ **操作方法**

▶ **步骤①：中脘**

● **穴位定位：** 位于上腹部，前正中线上，当脐中上4寸。

● **刮痧方法：** 用刮痧板侧边刮拭中脘穴30次，可不出痧，以皮肤出现潮红为度。

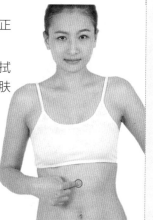

▶ 步骤②：**天枢**

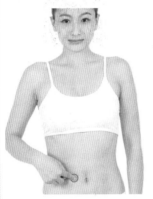

●**穴位定位：** 位于脐中旁开2寸。

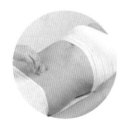

●**刮痧方法：** 用刮痧板从上往下刮拭天枢穴30次，以皮肤出痧为度。

▶ 步骤③：**合谷**

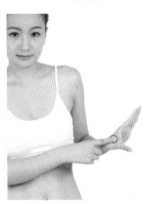

●**穴位定位：** 位于手背，第一、二掌骨间，当第二掌骨桡侧的中点处。

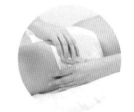

●**刮痧方法：** 用刮痧板角部反复刮拭合谷穴30次，力度适中，可不出痧。

▶ **步骤④: 大肠俞**

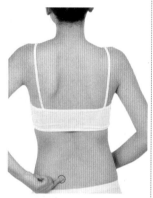

●**穴位定位:** 位于腰部,当第四腰椎棘突下,旁开1.5寸。

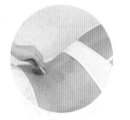

●**刮痧方法:** 涂抹适量经络油,轻刮大肠俞穴,不可逆刮,刮拭30次。

▶ **步骤⑤: 足三里**

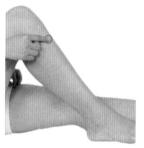

●**穴位定位:** 位于小腿前外侧,当犊鼻下3寸,距胫骨前缘一横指(中指)。

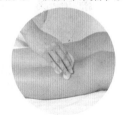

●**刮痧方法:** 用面刮法刮拭足三里穴30次,刮至出现痧痕为度。

痢疾

——清热利湿治痢疾

痢疾又称为肠辟、滞下，为急性肠道传染病之一，临床表现为腹痛、腹泻、里急后重、排脓血便，伴全身中毒等症状。一般起病急，以高热、腹泻、腹痛为主要症状，可发生惊厥、呕吐，多为疫毒痢。中医认为，此病由湿热之邪内伤脾胃，致脾失健运，胃失消导，更挟积滞，酝酿肠道而成。

◎ 操作方法

▶ 步骤①：大杼

● **穴位定位**：位于背部，当第一胸椎棘突下，旁开1.5寸。

● **刮痧方法**：用面刮法刮拭大杼穴，从上至下重刮30次，以出痧为度。

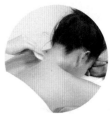

▶步骤②：曲泽

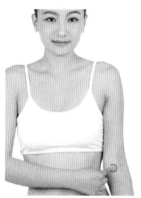

●**穴位定位：**位于肘横纹中，当肱二头肌腱的尺侧缘。

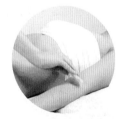

●**刮痧方法：**用面刮法由上至下重刮曲泽穴30次，以出痧为度。

▶步骤③：上巨虚

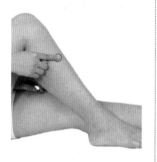

●**穴位定位：**位于小腿前外侧，当犊鼻下6寸，距胫骨前缘一横指（中指）。

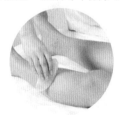

●**刮痧方法：**用刮痧板侧边刮拭上巨虚穴10~15次，至皮肤发红为止。

痔疮

——升阳举陷治痔疮

痔疮是肛门科最常见的疾病。临床上分为三种类型：位于齿线以上的为内痔，在肛门齿线以外的为外痔，二者混合存在的称混合痔。其主要表现为：外痔感染发炎或形成血栓外痔时，则局部肿痛。内痔主要表现为便后带血，重者有不同程度贫血。

◉ 操作方法

▶ 步骤①：百会

● 穴位定位： 位于头部，当前发际正中直上5寸，或两耳尖连线的中点处。

● 刮痧方法： 用角刮法刮拭百会穴，有酸胀感时停5～10秒，然后提起，反复10余次。

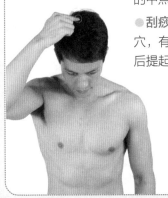

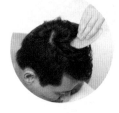

▶ 步骤②： **大肠俞**

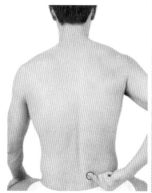

●**穴位定位：** 位于腰部，当第四腰椎棘突下，旁开1.5寸。

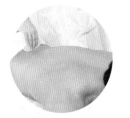

●**刮痧方法：** 用刮痧板侧边刮拭大肠俞穴30次，刮至皮肤发红为止。

▶ 步骤③： **孔最**

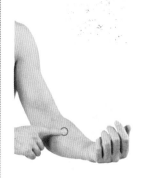

●**穴位定位：** 位于前臂掌面桡侧，当尺泽与太渊连线上，腕横纹上7寸。

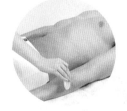

●**刮痧方法：** 用面刮法刮拭孔最穴，刮拭1～3分钟，以潮红出痧为度。

肝炎

——疏肝理气止胁痛

肝炎是肝脏出现的炎症，肝炎致病的原因各异，最常见的是病毒造成的，此外还有自身免疫、酗酒等都可以导致肝炎。肝炎分急性和慢性两种。肝炎的早期症状及表现有食欲减退，消化功能差，进食后腹胀，没有饥饿感；厌吃油腻食物，如果进食便会引起恶心、呕吐，活动后易感疲倦。

◎ 操作方法

▶ **步骤①：太冲**

● **穴位定位：** 位于足背侧，当第一跖骨间隙的后方凹陷处。

● **刮痧方法：** 用刮痧板角部反复刮拭太冲穴30次，以局部酸痛或出痧为度。

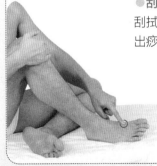

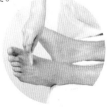

▶步骤②: **期门**

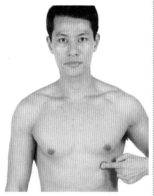

● **穴位定位**: 位于胸部，乳头直下，第六肋间隙，前正中线旁开4寸。

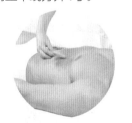

● **刮痧方法**: 以刮痧板侧边为着力点，反复刮拭期门穴30次，可不出痧。

▶步骤③: **悬枢**

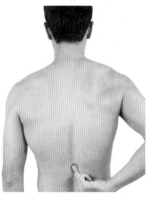

● **穴位定位**: 位于腰部，后正中线上，第一腰椎棘突下凹陷中。

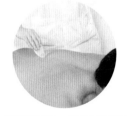

● **刮痧方法**: 用刮痧板角部刮拭悬枢穴30次，以出痧为度。

胆结石

——疏肝利胆治结石

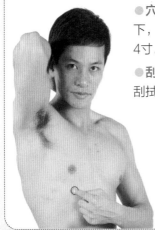

胆结石是指发生在胆囊内的结石所引起的疾病，是一种常见病，随年龄增长，发病率也逐渐升高，且女性明显多于男性。随着生活水平的提高、饮食习惯的改变、卫生条件的改善，我国的胆石症已由以胆管的胆色素结石为主逐渐转变为以胆囊胆固醇结石为主。

◎ 操作方法

▶ **步骤①：日月**

● **穴位定位：** 位于胸部，乳头直下，第七肋间隙，前正中线旁开4寸。

● **刮痧方法：** 用平刮法从上向下刮拭日月穴10~15次。

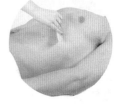

▶步骤②：**期门**

▶步骤③：**丘墟**

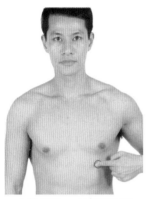

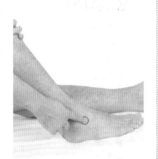

●**穴位定位：**位于胸部，当乳头直下，第六肋间隙，前正中线旁开4寸。

●**穴位定位：**位于足外踝的前下方的凹陷处。

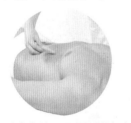

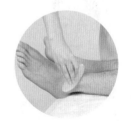

●**刮痧方法：**用面刮法由内向外刮拭期门穴50次，可不出痧，皮肤潮红即可。

●**刮痧方法：**用面刮法从阳陵泉穴经胆囊穴刮至丘墟穴处，刮拭30次。

慢性胃炎

——健脾养胃治胃炎

慢性胃炎是指由不同病因引起的胃黏膜的慢性炎症或萎缩性病变，最终导致不可逆的固有胃腺体的萎缩，甚至消失。本病常见的症状是上腹疼痛和饱胀，常因食用冷食、硬食、辛辣或其他刺激性食物引起症状或使症状加重，与胃溃疡相比，慢性胃炎是空腹舒适，饭后不适。

● 操作方法

▶ **步骤①：中脘**

● **穴位定位：** 位于上腹部，前正中线上，当脐中上4寸。

● **刮痧方法：** 用面刮法刮拭中脘穴30次，可不出痧，以皮肤表面出现潮红为度。

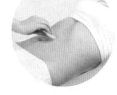

▶步骤②：足三里

▶步骤③：公孙

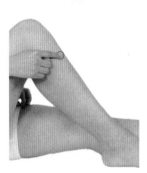

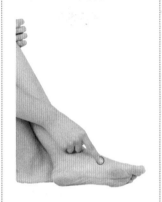

●穴位定位：位于小腿前外侧，当犊鼻下3寸，距胫骨前缘一横指。

●穴位定位：位于足内侧缘，当第一跖骨基底部的前下方。

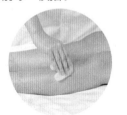

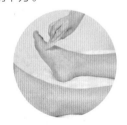

●刮痧方法：用刮痧板角部刮拭足三里穴到上巨虚穴30次，可不出痧。

●刮痧方法：用角刮法刮拭公孙穴30次，以皮肤潮红发热为度。

▶ 步骤④：脾俞

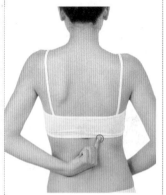

● **穴位定位：** 位于背部，当第十一胸椎棘突下，旁开1.5寸。

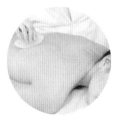

● **刮痧方法：** 用刮痧板侧边从上往下刮拭脾俞穴30次，以皮肤发热为度。

▶ 步骤⑤：胃俞

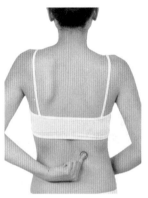

● **穴位定位：** 位于背部，当第十二胸椎棘突下，旁开1.5寸。

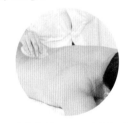

● **刮痧方法：** 用刮痧板角部由里向外刮拭胃俞穴30次，以出痧为度。

急性肠炎是消化系统疾病中较为常见的疾病。致病原因是肠道细菌、病毒感染或饮食不当（如进食了变质食物，食物中带有化学物质、寄生虫，食物过敏）等。临床表现为发热、腹痛、腹泻、腹胀，伴有不同程度的恶心呕吐，粪便为黄色水样便，四肢无力。严重者可导致身体脱水，甚至发生休克。

急性肠炎

—— 健脾养胃治肠炎

◉ 操作方法

▶ 步骤①：天枢

● 穴位定位：位于腹中部，距脐中2寸。

● 刮痧方法：用面刮法由上至下刮拭天枢穴3~5分钟，以潮红出痧为度。

▶步骤②: 内关

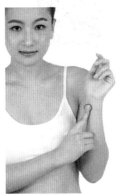

●**穴位定位:** 位于前臂掌侧, 腕横纹上2寸, 掌长肌腱与桡侧腕屈肌腱之间。

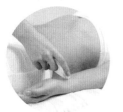

●**刮痧方法:** 用刮痧板角部刮拭内关穴2~3分钟, 用刮痧板棱角点揉穴位。

▶步骤③: 足三里

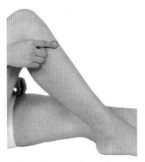

●**穴位定位:** 位于小腿前外侧, 当犊鼻下3寸, 距胫骨前缘一横指。

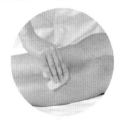

●**刮痧方法:** 用角刮法刮拭足三里穴3~5分钟。

头痛是临床常见的病症。痛感有轻有重，疼痛时间有长有短，形式也多种多样。常见的症状有胀痛、闷痛、撕裂样痛、针刺样痛、部分伴有血管搏动感及头部紧箍感，以及发热、恶心、呕吐、头晕、纳呆、肢体困重等症状。头痛的发病原因繁多，如神经痛、颅内病变、脑血管疾病、五官疾病等。

头痛

——疏风解表治头痛

◉ 操作方法

▶ **步骤①：百会**

● **穴位定位：** 位于头部，当前发际正中直上5寸，或两耳尖连线的中点处。

● **刮痧方法：** 用面刮法稍用力刮拭百会穴15~30次，以潮红发热为度。

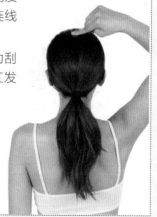

▶ **步骤②：风池**

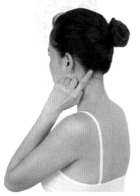

●**穴位定位：** 位于颈部枕骨之下，胸锁乳突肌与斜方肌上端之间的凹陷处。

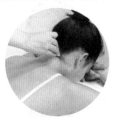

●**刮痧方法：** 用角刮法刮拭风池穴30次，病情重者力度稍重。

▶ **步骤③：太阳**

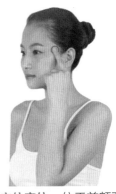

●**穴位定位：** 位于前额两侧，外眼角与眉梢之间向后约一横指处。

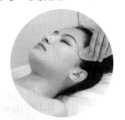

●**刮痧方法：** 用角刮法刮拭印堂穴至太阳穴30次，力度适中。

偏头痛是临床最常见的原发性头痛，是一种常见的慢性神经血管性疾患。临床以发作性中重度搏动样头痛为主要表现，头痛多为偏侧，可伴有恶心、呕吐等症状。多起病于儿童和青春期，中青年期达发病高峰；常有遗传背景。

偏头痛
——宁神醒脑治头痛

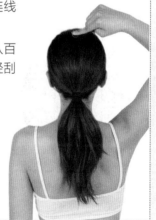

○ 操作方法

▶ 步骤①：百会

●穴位定位：位于头部，当前发际正中直上5寸，或两耳尖连线的中点处。

●刮痧方法：用刮痧板角部从百会穴向四周呈放射性刮拭，轻刮30次。

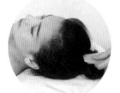

▶ 步骤②：太阳

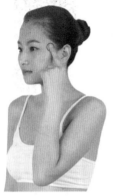

●**穴位定位：** 位于颞部，当眉梢与目外眦之间，向后约一横指的凹陷处。

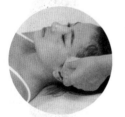

●**刮痧方法：** 用刮痧板角部刮拭太阳穴1～3分钟，以皮肤发热为度。

▶ 步骤③：风池

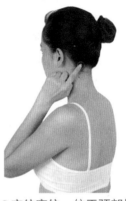

●**穴位定位：** 位于颈部枕骨之下，胸锁乳突肌与斜方肌上端之间的凹陷处。

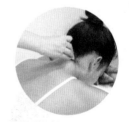

●**刮痧方法：** 用角刮法刮拭风池穴1～3分钟，反复刮拭，以出痧为度。

面神经麻痹也叫面瘫。临床主要表现为患侧面部肌肉瘫痪，眼裂大，眼睑不能闭合，流泪，鼻唇沟变平坦，口角下垂，流涎，不能皱额蹙眉，额纹消失，鼓腮漏气，示齿困难，部分病人耳或乳突部有疼痛感。中医认为本病多因风寒之邪侵袭面部经络，致使经络阻滞、营卫失调、气血不和、经脉失养所致。

面神经麻痹

祛风活络治面瘫

◉ 操作方法

▶ 步骤①：翳风

● **穴位定位**：位于耳垂后方，乳突与下颌角之间的凹陷处。

● **刮痧方法**：涂抹经络油，用角刮法刮拭翳风穴至风池穴30次，力度适中。

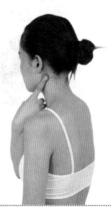

▶步骤②：风池

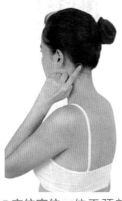

●**穴位定位：** 位于颈部枕骨之下，胸锁乳突肌与斜方肌上端之间的凹陷处。

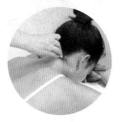

●**刮痧方法：** 用角刮法刮拭风池穴30次，病情重者力度稍重。

▶步骤③：颊车

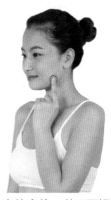

●**穴位定位：** 位于面颊部，当下颌角前上方约一横指(中指)处。

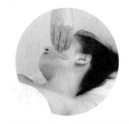

●**刮痧方法：** 用刮痧板角部从颊车穴刮至耳垂下方30次，以皮肤潮红为度。

▶ **步骤④：合谷**

▶ **步骤⑤：太冲**

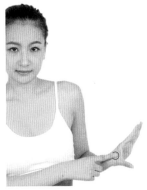

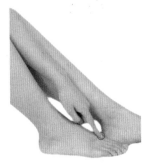

●**穴位定位：** 位于手背，第一、二掌骨间，当第二掌骨桡侧的中点处。

●**穴位定位：** 位于足背，第一跖骨间隙的后方凹陷处。

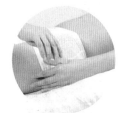

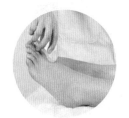

●**刮痧方法：** 用角刮法刮拭合谷穴30次，至出现红色或紫色点状痧痕为止。

●**刮痧方法：** 用刮痧板角部刮拭太冲穴20～30次，刮至皮肤潮红即可。

高血压

—清热除烦降血压

高血压病是以动脉血压升高为主要临床表现的慢性全身性血管性疾病，血压高于140/90毫米汞柱即可诊断为高血压。本病早期无明显症状，部分患者会出现头晕、头痛、心悸、失眠、耳鸣、乏力、颜面潮红或肢体麻木等不适表现。中医认为本病多因精神过度紧张，饮酒过度，嗜食肥甘厚味等所致。

● 操作方法

▶ 步骤①：太阳

● **穴位定位：** 位于前额两侧，外眼角与眉梢之间向后约一横指处。

● **刮痧方法：** 用立刮法刮拭太阳穴30次。

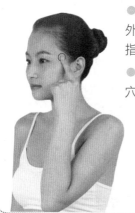

▶步骤②: 人迎

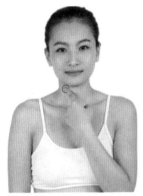

●**穴位定位:** 位于颈部, 结喉旁, 当胸锁乳突肌的前缘, 颈总动脉搏动处。

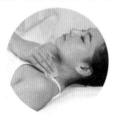

●**刮痧方法:** 用面刮法刮拭人迎穴1~3分钟, 力度微轻, 以潮红出痧为度。

▶步骤③: 肩井

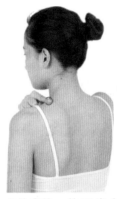

●**穴位定位:** 位于肩上, 前直乳中, 当大椎与肩峰端连线的中点上。

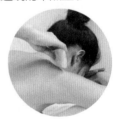

●**刮痧方法:** 用面刮法刮拭肩井穴1~3分钟, 刮至皮肤出痧为止。

▶ 步骤④：**太冲**

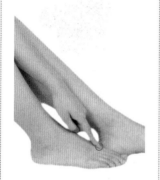

●**穴位定位：** 位于足背，当第一跖骨间隙的后方凹陷处。

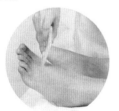

●**刮痧方法：** 用角刮法刮拭太冲穴30次，手法连贯，以潮红为度。

▶ 步骤⑤：**内庭**

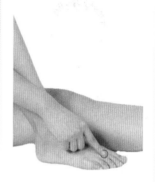

●**穴位定位：** 位于足背，当二、三趾间，趾蹼缘后方赤白肉际处。

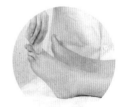

●**刮痧方法：** 用角刮法刮拭内庭穴，自上而下刮拭30次，可不出痧。

低血压指血压降低引起的一系列症状，部分人群无明显症状，病情轻微者可有头晕、头痛、食欲不振、疲劳、脸色苍白等，严重者会出现直立性眩晕、四肢冰凉、心律失常等症状。这些症状主要因血压下降，血液循环缓慢，影响组织细胞氧气和营养的供应引起。

低血压

——升阳通络活气血

◎ **操作方法**

▶ **步骤①：百会**

● **穴位定位：** 位于头部，当前发际正中直上5寸，或两耳尖连线的中点处。

● **刮痧方法：** 用角刮法向百会穴四周呈放射性刮拭，轻刮30次。

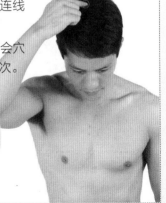

▶ **步骤②：内关**

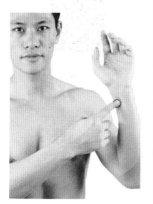

●**穴位定位：**位于前臂掌侧，腕横纹上2寸，掌长肌腱与桡侧腕屈肌腱之间。

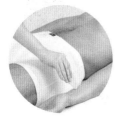

●**刮痧方法：**用角刮法自上而下刮拭内关穴30次，以患者有酸胀感为度。

▶ **步骤③：志室**

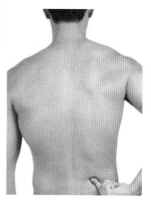

●**穴位定位：**位于腰部，当第二腰椎棘突下，后正中线旁开3寸。

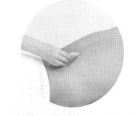

●**刮痧方法：**用角刮法由内向外刮拭志室穴30次，以出痧为度。

失眠是指无法入睡或无法保持睡眠状态，即睡眠失常。失眠虽不属于危重疾病，但影响人们的日常生活。睡眠不足会导致健康不佳，生理节奏被打乱，继之引起人的疲劳感及全身不适、无精打采、反应迟缓、头痛、记忆力减退等症状。失眠所造成的直接影响以精神方面的为主。

失眠

——宁心安神治失眠

◉ 操作方法

▶ 步骤①：百会

●**穴位定位：**位于头部，当前发际正中直上5寸，或两耳尖连线的中点处。

●**刮痧方法：**用角刮法轻轻刮拭百会穴15～30次，以潮红发热为度。

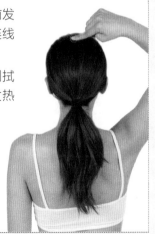

▶步骤②：神门

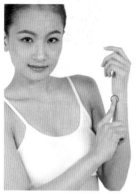

●**穴位定位：**位于腕掌侧横纹尺侧端，尺侧腕屈肌腱的桡侧凹陷处。

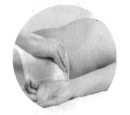

●**刮痧方法：**涂抹适量经络油，用刮痧板刮拭神门穴30次，可不出痧。

▶步骤③：内关

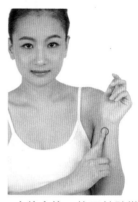

●**穴位定位：**位于前臂掌侧，当曲泽与大陵的连线上，腕横纹上2寸。

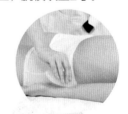

●**刮痧方法：**用刮痧板角部刮拭内关穴1～3分钟，至皮肤潮红发热即可。

神经衰弱是指由于长期情绪紧张及精神压力大，从而使精神活动能力减弱的功能障碍性病症，其主要特征是易兴奋，易疲劳，记忆力减退等，伴有各种躯体不适症状。本病如处理不当可迁延达数年。但经精神科或心理科医生指导正确对待疾病，患者积极配合，及时治疗，本病可缓解或治愈。

神经衰弱

——安神醒脑解抑郁

● 操作方法

▶ 步骤①：百会

● **穴位定位：** 位于头部，当前发际正中直上5寸，或两耳尖连线的中点处。

● **刮痧方法：** 用角刮法轻轻刮拭百会穴15～30次，以潮红发热为度。

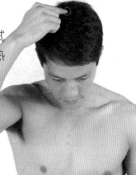

▶步骤②：风池

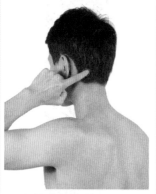

●**穴位定位：** 位于颈部枕骨之下，胸锁乳突肌与斜方肌上端之间的凹陷处。

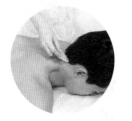

●**刮痧方法：** 用角刮法刮拭风池穴30次，病情重者力度稍重。

▶步骤③：风府

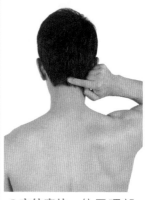

●**穴位定位：** 位于项部，当后发际正中直上1寸。

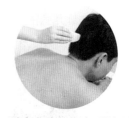

●**刮痧方法：** 用角刮法刮拭风府穴30次，以患者出现酸胀感为度。

▶步骤④：**天柱**

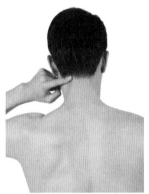

●**穴位定位：** 位于项部，大筋（斜方肌）外缘之后发际凹陷中。

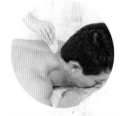

●**刮痧方法：** 用角刮法从风府穴经风池穴刮至天柱穴30次，中间不宜停顿。

▶步骤⑤：**心俞**

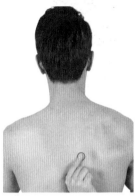

●**穴位定位：** 位于背部，当第五胸椎棘突下，旁开1.5寸。

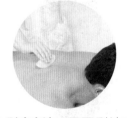

●**刮痧方法：** 用面刮法由轻至重地刮拭心俞穴30次，至皮肤潮红发热即可。

眩晕

——宁神通窍止眩晕

眩晕与头晕相似，但本质不同。眩晕分为周围性眩晕和中枢性眩晕。中枢性眩晕是由脑组织、脑神经疾病（如高血压、动脉硬化等脑血管疾病）引起。周围性眩晕发作时多伴有耳鸣、恶心、呕吐、出冷汗等植物神经系统症状。如不及时治疗容易引起痴呆、脑血栓、脑出血、中风偏瘫，甚至猝死。

◉ 操作方法

▶ 步骤①：百会

● **穴位定位：** 位于头部，当前发际正中直上5寸，或两耳尖连线的中点处。

● **刮痧方法：** 用角刮法轻轻刮拭百会穴15～30次，以潮红发热为度。

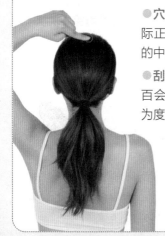

▶ 步骤②：**风池**

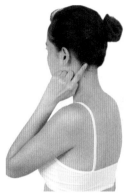

●**穴位定位**：位于颈部枕骨之下，胸锁乳突肌与斜方肌上端之间的凹陷处。

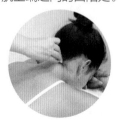

●**刮痧方法**：用角刮法刮拭风池穴30次，病情重者力度稍重。

▶ 步骤③：**太阳**

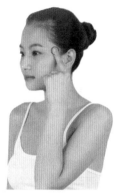

●**穴位定位**：位于前额两侧，外眼角与眉梢之间向后约一横指处。

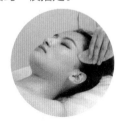

●**刮痧方法**：用角刮法刮拭印堂穴至太阳穴30次，力度适中。

▶步骤④: 悬钟

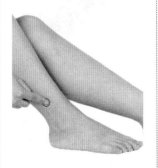

●**穴位定位**: 位于小腿外侧, 当外踝尖上3寸, 腓骨前缘。

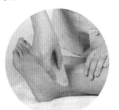

●**刮痧方法**: 用角刮法刮拭悬钟穴1~3分钟, 以有温热舒适感为宜。

▶步骤⑤: 足三里

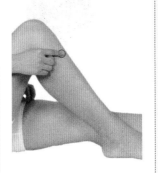

●**穴位定位**: 位于小腿前外侧, 当犊鼻下3寸, 距胫骨前缘一横指。

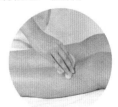

●**刮痧方法**: 用刮痧板侧边刮拭足三里穴30次, 至皮肤潮红发热即可。

月经是机体由于受垂体前叶及卵巢内分泌激素的调节而呈现的有规律的周期性子宫内膜脱落现象。月经不调是指月经的周期、经色、经量、经质发生了改变。中医认为本病多由肾虚而致冲、任功能失调，或肝热不能藏血、脾虚不能生血等所致。

月经不调
——温经散寒养气血

● 操作方法

▶ **步骤①：血海**

● **穴位定位：** 屈膝，位于大腿内侧，髌底内侧端上2寸，当股四头肌内侧头的隆起处。

● **刮痧方法：** 涂抹经络油，刮拭血海穴至三阴交穴30次，以潮红出痧为度。

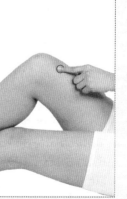

▶步骤②：**三阴交**　　　▶步骤③：**关元**

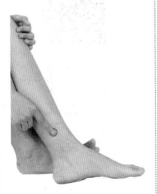 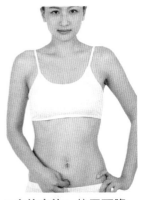

●**穴位定位**：位于小腿内侧，当足内踝尖上3寸，胫骨内侧缘后方。

●**穴位定位**：位于下腹，前正中线上，当脐中下3寸处。

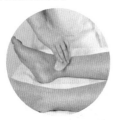 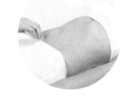

●**刮痧方法**：涂抹适量经络油，刮拭三阴交穴30次，以出痧为度。

●**刮痧方法**：涂抹适量经络油，用角刮法刮拭关元穴30次，可不出痧。

▶步骤④：**气海**

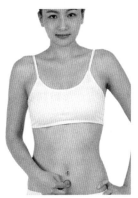

●**穴位定位**：位于下腹部，前正中线上，脐中下1.5寸。

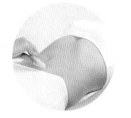

●**刮痧方法**：涂抹适量经络油，用面刮法刮拭气海穴30次，以潮红为度。

▶步骤⑤：**子宫**

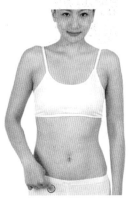

●**穴位定位**：位于下腹部，脐下4寸，距前正中线3寸。

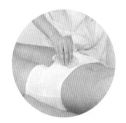

●**刮痧方法**：用角刮法刮拭子宫穴，以顺时针方向旋动刮痧板，旋转20次。

痛经

——温经散寒调气血

痛经又称"月经痛"，是指妇女在月经前后或经期，出现下腹部或腰骶部剧烈疼痛，严重时伴有恶心、呕吐、腹泻，甚至昏厥。其发病原因常与精神因素、内分泌及生殖器局部病变有关。中医认为本病多因情志郁结，或经期受寒饮冷，以致经血滞于胞宫；或体质素弱，胞脉失养引起疼痛。

◉ 操作方法

▶ 步骤①：关元

● 穴位定位：位于下腹部，前正中线上，当脐中下3寸。

● 刮痧方法：涂抹经络油，用角刮法刮拭关元穴30次，力度由轻加重，以潮红发热为度。

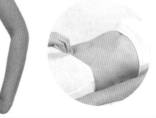

▶ 步骤②：**肾俞**

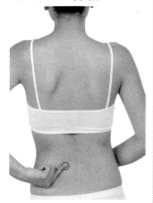

●**穴位定位：** 位于腰部，当第二腰椎棘突下，旁开1.5寸。

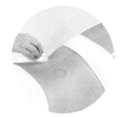

●**刮痧方法：** 用刮痧板侧边刮拭肾俞穴30次，至皮肤潮红发热即可。

▶ 步骤③：**足三里**

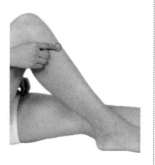

●**穴位定位：** 位于小腿前外侧，当犊鼻下3寸，距胫骨前缘一横指。

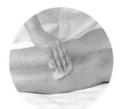

●**刮痧方法：** 用刮痧板角部从上往下轻轻刮拭足三里穴50次，可不出痧。

▶ 步骤④：**三阴交**

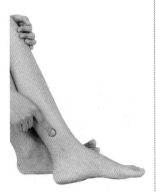

●**穴位定位：** 位于小腿内侧，当足内踝尖上3寸，胫骨内侧缘后方。

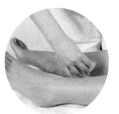

●**刮痧方法：** 涂抹适量经络油，刮拭三阴交穴30次，以潮红出痧为度。

▶ 步骤⑤：**合谷**

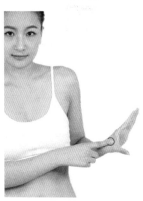

●**穴位定位：** 位于手背，第一、二掌骨之间，约当第二掌骨之中点。

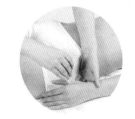

●**刮痧方法：** 用刮痧板角部刮拭合谷穴20~30次，力度适中，可不出痧。

闭经是指妇女应有月经而超过一定时限仍未来潮。正常女子一般14岁左右来潮，凡超过18岁尚未来潮者，为原发性闭经。月经周期建立后，又停经6个月以上者，为继发性闭经。多为内分泌系统的月经调节机能失常、子宫因素以及全身性疾病所致。

闭经

——益气养血通经络

◉ 操作方法

▶ 步骤①：血海

●**穴位定位：** 屈膝，位于大腿内侧，髌底内侧端上2寸，当股四头肌内侧头的隆起处。

●**刮痧方法：** 涂抹经络油，刮拭血海穴至三阴交穴30次，以潮红出痧为度。

▶步骤②：三阴交

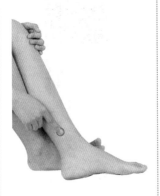

● **穴位定位：** 位于小腿内侧，当足内踝尖上3寸，胫骨内侧缘后方。

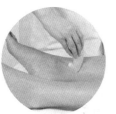

● **刮痧方法：** 涂抹适量经络油，刮拭三阴交穴30次，以出痧为度。

▶步骤③：关元

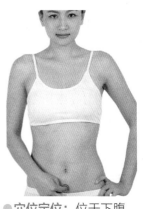

● **穴位定位：** 位于下腹，前正中线上，脐下3寸。

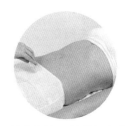

● **刮痧方法：** 涂抹适量经络油，用面刮法刮拭关元穴30次，可不出痧。

▶步骤④：**肾俞**

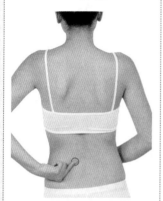

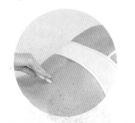

●**穴位定位：** 位于腰部，当第二腰椎棘突下，旁开1.5寸。

●**刮痧方法：** 用刮痧板侧边刮拭肾俞穴30次，至皮肤潮红发热即可。

▶步骤⑤：**子宫**

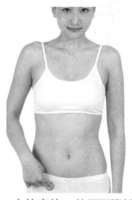

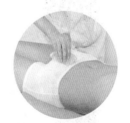

●**穴位定位：** 位于下腹部，脐下4寸，距前正中线3寸。

●**刮痧方法：** 用角刮法刮拭子宫穴，以顺时针方向旋动刮痧板，旋转20次。

崩漏

——升阳举陷理气血

崩漏是指妇女非周期性子宫出血，其发病急骤，暴下如注，大量出血者为"崩"；病势缓，出血量少，淋漓不绝者为"漏"。崩与漏在发病过程中常互相转化，如崩血量渐少，可能转化为漏，漏势发展又可能变为崩，故临床多以"崩漏"并称。

● 操作方法

▶ 步骤①：百会

● **穴位定位：** 位于头部，当前发际正中直上5寸，或两耳尖连线的中点处。

● **刮痧方法：** 用面刮法轻轻刮拭百会穴15～30次，以潮红发热为度。

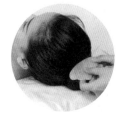

▶**步骤②：关元**

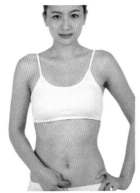

●**穴位定位：** 位于下腹部，前正中线上，当脐中下3寸。

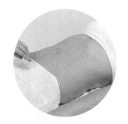

●**刮痧方法：** 涂抹适量经络油，用面刮法刮拭关元穴30次，可不出痧。

▶**步骤③：子宫**

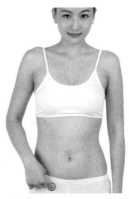

●**穴位定位：** 位于下腹部，脐下4寸，距前正中线3寸。

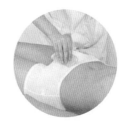

●**刮痧方法：** 用角刮法刮拭子宫穴，以顺时针方向旋动刮痧板，旋转20次。

▶ 步骤④：**血海**

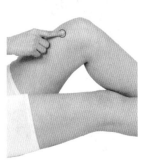

●**穴位定位**：屈膝，位于大腿内侧，髌底内侧端上2寸。

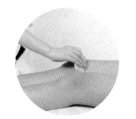

●**刮痧方法**：涂抹适量经络油，刮拭血海穴30次，以潮红出痧为度。

▶ 步骤⑤：**隐白**

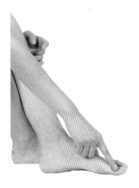

●**穴位定位**：位于足大趾末节内侧，距趾甲角0.1寸（指寸）。

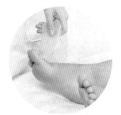

●**刮痧方法**：用刮痧板角部轻轻点按隐白穴30次，以出现酸胀麻感为度。

带下病指阴道分泌多量或少量的白色分泌物，有臭味及异味，色泽异常，常与生殖系统局部炎症、肿瘤或身体虚弱等因素有关。中医学认为本病多因湿热下注或气血亏虚，致带脉失约、冲任失调而成。分为四型：肝火型、脾虚型、湿热型和肾虚型。

带下病

——益气固涩调经带

● 操作方法

▶ **步骤①：关元**

● **穴位定位：** 位于下腹部，前正中线上，当脐中下3寸。

● **刮痧方法：** 涂抹经络油，用面刮法刮拭关元穴30次，力度由轻加重，以潮红发热为度。

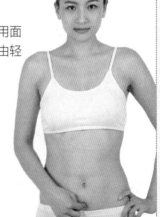

▶ **步骤②：带脉**

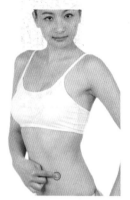

● **穴位定位：** 位于侧腹，第十一肋骨游离端下方垂线与脐水平线交点上。

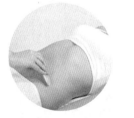

● **刮痧方法：** 用刮痧板侧边由轻到重刮拭带脉穴30次，至皮肤发热为度。

▶ **步骤③：肾俞**

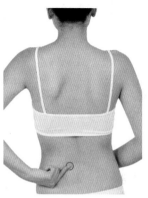

● **穴位定位：** 位于腰部，当第二腰椎棘突下，旁开1.5寸。

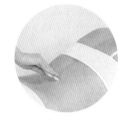

● **刮痧方法：** 用刮痧板侧边刮拭肾俞穴30次，至皮肤潮红发热即可。

▶**步骤④：次髎**

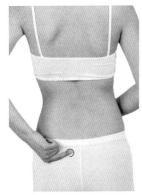

●**穴位定位**：位于骶部，当髂后上棘内下方，适对第二骶后孔处。

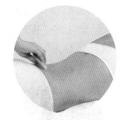

●**刮痧方法**：用刮痧板侧边刮拭次髎穴3～5分钟，以出现痧斑为度。

▶**步骤⑤：三阴交**

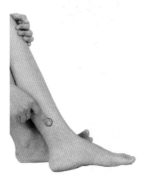

●**穴位定位**：位于小腿内侧，当足内踝尖上3寸，胫骨内侧缘后方。

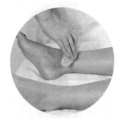

●**刮痧方法**：涂抹适量经络油，刮拭三阴交穴30次，以潮红出痧为度。

子宫脱垂是指子宫从正常位置沿阴道向下移位的病症。其病因为支托子宫及盆腔脏器之组织损伤或失去支托力，以及骤然或长期增加腹压所致。常见症状为腹部下坠、腰酸。严重者会出现排尿困难，或尿频、尿潴留、尿失禁及白带多等症状。

子宫脱垂

——升阳举陷止坠胀

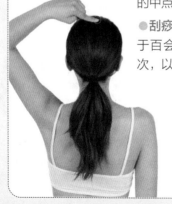

▶ 操作方法

▶ 步骤①：百会

●**穴位定位：** 位于头部，当前发际正中直上5寸，或两耳尖连线的中点处。

●**刮痧方法：** 用刮痧板角部着力于百会穴，缓慢地点揉按压30次，以有酸麻胀痛感为度。

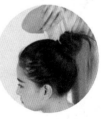

▶步骤②：气海

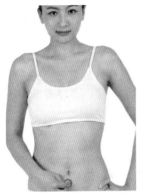

●**穴位定位：** 位于下腹部，前正中线上，脐中下1.5寸。

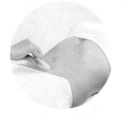

●**刮痧方法：** 用面刮法刮拭气海穴20～30次，刮至不再出现新痧为止。

▶步骤③：血海

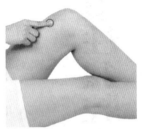

●**穴位定位：** 屈膝，位于大腿内侧，髌底内侧端上2寸。

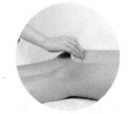

●**刮痧方法：** 用刮痧板厚边刮拭血海穴20～30次，以出痧为度。

慢性盆腔炎

——温阳益气治炎症

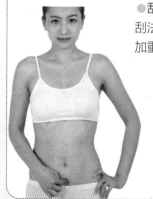

慢性盆腔炎指的是女性内生殖器官、周围结缔组织及盆腔腹膜发生的慢性炎症。常因为急性炎症治疗不彻底或因患者体质差，病情迁延所致。临床表现主要有下腹坠痛或腰骶部酸痛，伴有低热、白带多、月经多等。机体抵抗力下降时可诱发。

● 操作方法

▶ 步骤①：关元

● 穴位定位：位于下腹部，前正中线上，当脐中下3寸。

● 刮痧方法：涂抹经络油，用角刮法刮拭关元穴30次，力度由轻加重，以潮红发热为度。

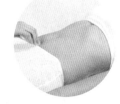

▶步骤②：气海

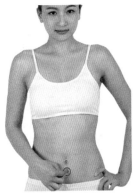

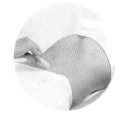

●**穴位定位：**位于下腹部，前正中线上，脐中下1.5寸。

●**刮痧方法：**涂抹适量经络油，用面刮法刮拭气海穴30次，以潮红为度。

▶步骤③：子宫

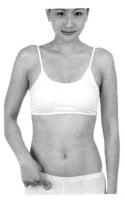

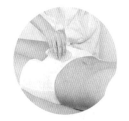

●**穴位定位：**位于下腹部，脐下4寸，距前正中线3寸。

●**刮痧方法：**用角刮法刮拭子宫穴，以顺时针方向旋动刮痧板，旋转20次。

▶步骤④：肾俞

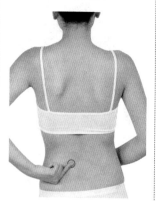

●**穴位定位：**位于腰部，当第二腰椎棘突下，旁开1.5寸。

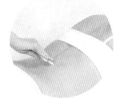

●**刮痧方法：**用刮痧板侧边刮拭肾俞穴30次，至皮肤潮红发热即可。

▶步骤⑤：次髎

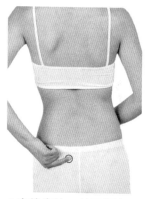

●**穴位定位：**位于骶部，当髂后上棘内下方，适对第二骶后孔处。

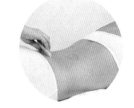

●**刮痧方法：**用刮痧板侧边刮拭次髎穴3～5分钟，以出现痧斑为度。

急性乳腺炎大多是由金黄色葡萄球菌引起的急性化脓性感染。临床表现主要有乳房胀痛、畏寒、发热，局部红、肿、热、痛，可触及硬块。此病多发生于哺乳期妇女，特别是初产妇，大多数有乳头损伤、皲裂或积乳病史。

急性乳腺炎

—— 通乳散结治炎症

◎ 操作方法

▶ 步骤①：乳根

● **穴位定位**：位于胸部，当乳头直下，乳房根部，第五肋间隙，距前正中线4寸。

● **刮痧方法**：用角刮法刮拭乳根穴50次，力度轻柔，以患者能够承受为度。

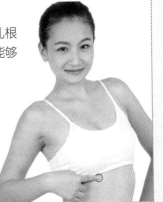

▶步骤②: 膻中

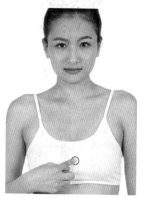

●**穴位定位**: 位于胸部，当前正中线上，平第四肋间，两乳头连线的中点。

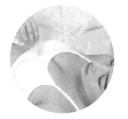

●**刮痧方法**: 用角刮法从上到下刮拭膻中穴30次，力度适中，可不出痧。

▶步骤③: 肩井

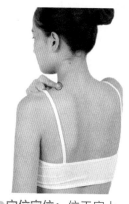

●**穴位定位**: 位于肩上，前直乳中，当大椎与肩峰端连线的中点上。

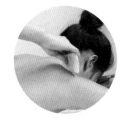

●**刮痧方法**: 用刮痧板边缘刮拭肩井穴1~3分钟，以皮肤出痧为度。

▶**步骤④：合谷**

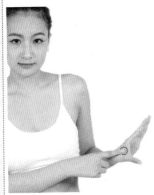

●**穴位定位：** 位于手背，第一、二掌骨之间，约当第二掌骨之中点。

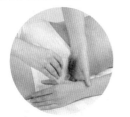

●**刮痧方法：** 用刮痧板角部刮拭合谷穴20~30次，力度适中，可不出痧。

▶**步骤⑤：三阴交**

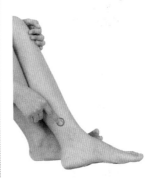

●**穴位定位：** 位于小腿内侧，当足内踝尖上3寸，胫骨内侧缘后方。

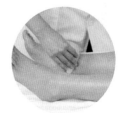

●**刮痧方法：** 涂抹适量经络油，刮拭三阴交穴30次，以潮红出痧为度。

乳腺增生

——通乳散结 止疼痛

乳腺增生症是正常乳腺小叶生理性增生与复旧不全，乳腺正常结构出现紊乱，属于病理性增生，它是既非炎症又非肿瘤的一类病。临床表现为乳房疼痛、乳房肿块及乳房溢液等。本病多认为由内分泌失调、精神不佳、服用激素保健品等所致。

● 操作方法

▶ 步骤①：乳根

● 穴位定位：位于胸部，当乳头直下，乳房根部，第五肋间隙，距前正中线4寸。

● 刮痧方法：用角刮法刮拭乳根穴30次，力度轻柔，以患者能够承受为度。

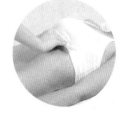

▶步骤②：膻中

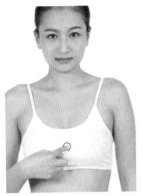

●**穴位定位：** 位于胸部，当前正中线上，平第四肋间，两乳头连线的中点。

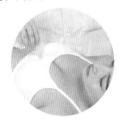

●**刮痧方法：** 用角刮法从上到下刮拭膻中穴2分钟，力度适中，可不出痧。

▶步骤③：肩井

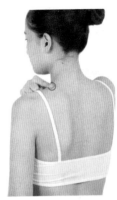

●**穴位定位：** 位于肩上，前直乳中，当大椎与肩峰端连线的中点上。

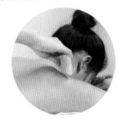

●**刮痧方法：** 用刮痧板边缘刮拭肩井穴1～3分钟，以皮肤出痧为度。

▶步骤④: 合谷

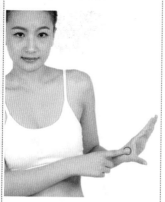

● **穴位定位:** 位于手背, 第一、二掌骨之间, 约当第二掌骨之中点。

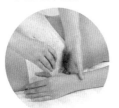

● **刮痧方法:** 用刮痧板角部刮拭合谷穴20~30次, 力度适中, 可不出痧。

▶步骤⑤: 三阴交

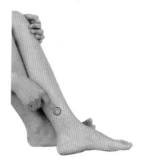

● **穴位定位:** 位于小腿内侧, 当足内踝尖上3寸, 胫骨内侧缘后方。

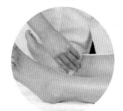

● **刮痧方法:** 涂抹适量经络油, 刮拭三阴交穴30次, 以潮红出痧为度。

妊娠呕吐是指怀孕后2~3个月出现的恶心、呕吐症状。多因早孕时绒毛膜促性腺素功能旺盛，使胃酸减少，胃蠕动减弱，副交感神经兴奋过强所致。临床主要表现为恶心、呕吐、择食等，伴有全身乏力、精神萎靡、心悸气促、身体消瘦等症状。

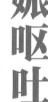

妊娠呕吐

——健脾养胃止呕吐

◎ 操作方法

▶ **步骤①：中脘**

●**穴位定位：** 位于上腹部，前正中线上，当脐中上4寸。

●**刮痧方法：** 用刮痧板的厚边为着力点，从上往下刮拭中脘穴30次，力度适中，以皮肤潮红出痧为度。

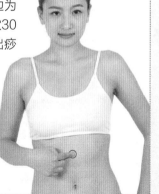

▶步骤②：内关

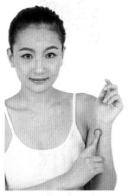

●**穴位定位**：位于前臂掌侧，腕横纹上2寸，掌长肌腱与桡侧腕屈肌腱之间。

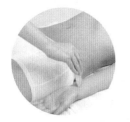

●**刮痧方法**：用刮痧板一角为着力点，刮拭内关穴30次，以潮红出痧为度。

▶步骤③：太冲

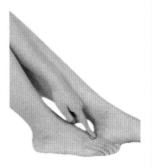

●**穴位定位**：位于足背，当第一跖骨间隙的后方凹陷处。

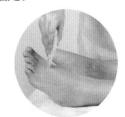

●**刮痧方法**：用刮痧板一角刮拭太冲穴30次，力度适中，以潮红为度。

产后腹痛是指女性分娩以后以下腹部疼痛为主的症状，是属于分娩后的一种正常现象，一般疼痛持续2~3天，而后自然消失，多则1周以内消失。若超过1周连续出现腹痛，伴有恶露量增多、有血块、有臭味等，则预示盆腔内有炎症，应及早治疗。

产后腹痛

—— 益气养阴治腹痛

◉ 操作方法

▶ 步骤①：关元

● 穴位定位：位于下腹部，前正中线上，当脐中下3寸。

● 刮痧方法：涂抹经络油，用角刮法刮拭关元穴30次，力度由轻加重，以潮红发热为度。

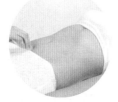

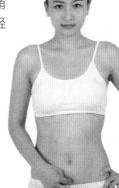

▶步骤②：气海

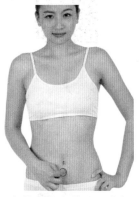

● **穴位定位：** 位于下腹部，前正中线上，脐中下1.5寸。

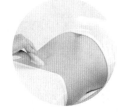

● **刮痧方法：** 涂抹适量经络油，用面刮法刮拭气海穴30次，以潮红为度。

▶步骤③：子宫

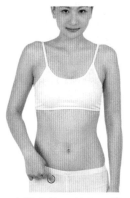

● **穴位定位：** 位于下腹，当脐中下4寸，距前正中线3寸。

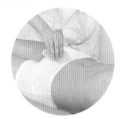

● **刮痧方法：** 用角刮法刮拭子宫穴，以顺时针方向旋动刮痧板，旋转20次。

▶ 步骤④：足三里

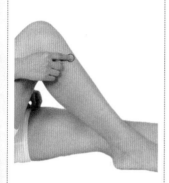

●穴位定位：位于小腿前外侧，当犊鼻下3寸，距胫骨前缘一横指。

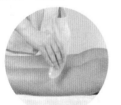

●刮痧方法：用面刮法从上往下刮拭足三里穴至外踝尖50次，可不出痧。

▶ 步骤⑤：三阴交

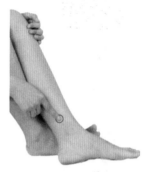

●穴位定位：位于小腿内侧，当足内踝尖上3寸，胫骨内侧缘后方。

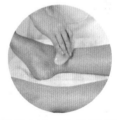

●刮痧方法：涂抹适量经络油，刮拭三阴交穴30次，以潮红出痧为度。

产后缺乳

—— 通乳散结补气血

产后缺乳是指产后乳汁分泌量少，不能满足婴儿的需要。乳汁的分泌量与乳母的精神状态、情绪和营养状况都是有关联的。中医认为本病多因素体虚弱，或产期失血过多，以致气血亏虚、乳汁化源不足，或情志失调、气机不畅、乳汁壅滞不行所致。

◎ 操作方法

▶ 步骤①：乳根

● **穴位定位：** 位于胸部，当乳头直下，乳房根部，第五肋间隙，距前正中线4寸。

● **刮痧方法：** 用角刮法刮拭乳根穴20～30次，力度轻柔，以患者能够承受为度。

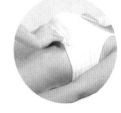

▶步骤②：膻中

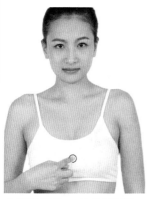

●**穴位定位：**位于胸部，当前正中线上，平第四肋间，两乳头连线的中点。

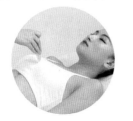

●**刮痧方法：**用角刮法从上到下刮拭膻中穴20次，力度适中，可不出痧。

▶步骤③：少泽

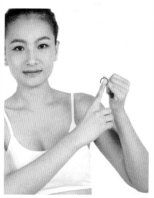

●**穴位定位：**位于手小指末节尺侧，距指甲角0.1寸（指寸）。

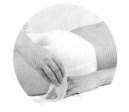

●**刮痧方法：**用刮痧板角部刮拭少泽穴30次，以有酸、麻、胀、痛感为佳。

▶步骤④: 合谷

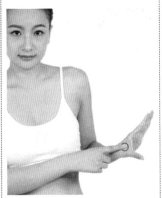

●**穴位定位:** 位于手背, 第一、二掌骨之间, 约当第二掌骨之中点。

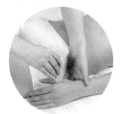

●**刮痧方法:** 用刮痧板角部刮拭合谷穴30～50次, 力度适中, 可不出痧。

▶步骤⑤: 三阴交

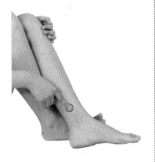

●**穴位定位:** 位于小腿内侧, 当足内踝尖上3寸, 胫骨内侧缘后方。

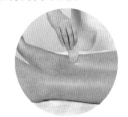

●**刮痧方法:** 涂抹适量经络油, 刮拭三阴交穴30次, 以潮红出痧为度。

不孕症是指夫妇同居而未避孕，经过较长时间不怀孕者。临床上分原发性不孕和继发性不孕两种。同居3年以上未受孕者，称原发性不孕；婚后曾有过妊娠，相距3年以上未受孕者，称继发性不孕。不孕是由很多因素引起的，多由于流产、妇科疾病、压力过大和减肥等引起。

不孕症

——益肾填精治不孕

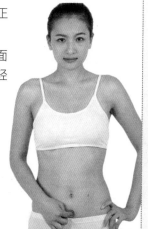

◉ 操作方法

▶ 步骤①：关元

● **穴位定位：** 位于下腹部，前正中线上，当脐中下3寸。

● **刮痧方法：** 涂抹经络油，用面刮法刮拭关元穴30次，力度由轻加重，以潮红发热为度。

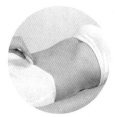

▶步骤②：气海

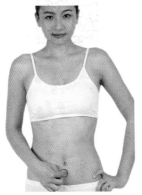

●**穴位定位：** 位于下腹部，前正中线上，脐中下1.5寸。

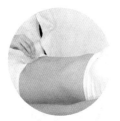

●**刮痧方法：** 涂抹适量经络油，用面刮法刮拭气海穴30次，以潮红为度。

▶步骤③：子宫

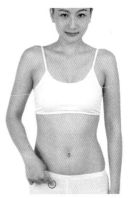

●**穴位定位：** 位于下腹，当脐中下4寸，距前正中线3寸。

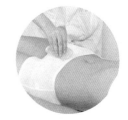

●**刮痧方法：** 用角刮法刮拭子宫穴，以顺时针方向旋动刮痧板，旋转20次。

▶ **步骤④：地机**

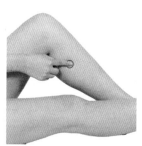

●**穴位定位：**位于小腿内侧，内踝尖与阴陵泉的连线上，阴陵泉下3寸。

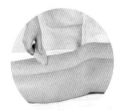

●**刮痧方法：**用面刮法刮拭地机穴至内踝尖30次，至不出现新痧为止。

▶ **步骤⑤：三阴交**

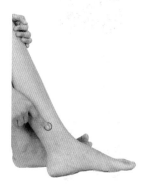

●**穴位定位：**位于小腿内侧，当足内踝尖上3寸，胫骨内侧缘后方。

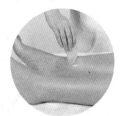

●**刮痧方法：**涂抹适量经络油，刮拭三阴交穴30次，以出痧为度。

更年期综合征

——安神定志除烦躁

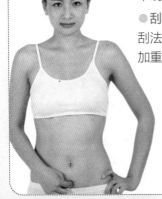

是指女性从生育期向老年期过渡期间，因卵巢功能逐渐衰退，导致人体雌激素分泌量减少，从而引起植物神经功能失调，以代谢障碍为主的一系列疾病，称更年期综合征。多发于45岁以上的女性，其主要临床表现有月经紊乱、不规则，伴潮热、心悸、胸闷、烦躁不安、失眠、小便失禁等症状。

◉ 操作方法

▶ **步骤①：关元**

● **穴位定位：** 位于下腹部，前正中线上，当脐中下3寸。

● **刮痧方法：** 涂抹经络油，用面刮法刮拭关元穴30次，力度由轻加重，以潮红发热为度。

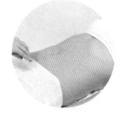

▸步骤②: **气海**

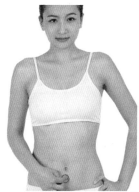

●**穴位定位:** 位于下腹部, 前正中线上, 脐中下1.5寸。

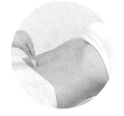

●**刮痧方法:** 涂抹适量经络油, 用角刮法刮拭气海穴30次, 以潮红为度。

▸步骤③: **肾俞**

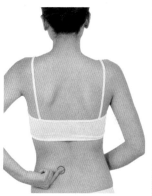

●**穴位定位:** 位于腰部, 当第二腰椎棘突下, 旁开1.5寸。

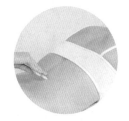

●**刮痧方法:** 用刮痧板侧边刮拭肾俞穴30次, 至皮肤潮红发热即可。

▶步骤④：**足三里**

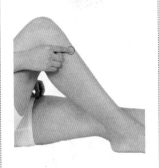

●**穴位定位：**位于小腿前外侧，当犊鼻下3寸，距胫骨前缘一横指。

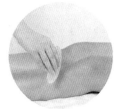

●**刮痧方法：**用面刮法从上往下刮拭足三里穴至外踝尖30次，可不出痧。

▶步骤⑤：**三阴交**

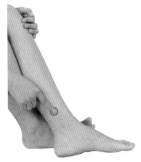

●**穴位定位：**位于小腿内侧，当足内踝尖上3寸，胫骨内侧缘后方。

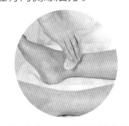

●**刮痧方法：**用面刮法刮拭三阴交穴30次，以潮红出痧为度。

男科病症刮

前列腺炎是现在社会上成年男性常见病之一，是由多种复杂原因和诱因引起的前列腺的炎症。前列腺炎临床表现具有多样化特征，以尿道刺激症状和慢性盆腔疼痛为其主要表现。其中尿道症状为尿急、尿频，排尿时有烧灼感，排尿疼痛，可伴有排尿终末血尿或尿道脓性分泌物等。

前列腺炎

——补肾强腰调水道

● 操作方法

▶ **步骤①：关元**

● **穴位定位：** 位于下腹部，前正中线上，当脐中下3寸。

● **刮痧方法：** 涂抹经络油，用角刮法刮拭关元穴30次，力度由轻加重，以潮红发热为度。

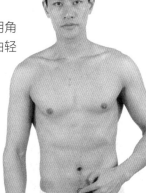

▶步骤②：**气海**

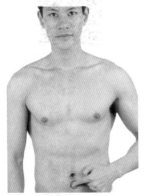

●**穴位定位：** 位于下腹部，前正中线上，脐中下1.5寸。

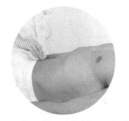

●**刮痧方法：** 涂抹适量经络油，用面刮法刮拭气海穴30次，以潮红为度。

▶步骤③：**肾俞**

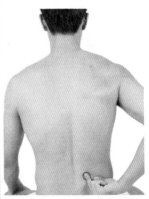

●**穴位定位：** 位于腰部，当第二腰椎棘突下，旁开1.5寸。

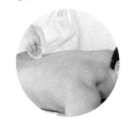

●**刮痧方法：** 用刮痧板侧边由内向外刮拭肾俞穴30次，以出痧为度。

▶步骤④：**命门**

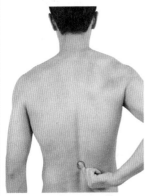

●**穴位定位：**位于腰部，当后正中线上，第二腰椎棘突下凹陷中。

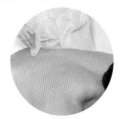

●**刮痧方法：**用角刮法由轻到重刮拭命门穴30次，至皮肤潮红发热即可。

▶步骤⑤：**三阴交**

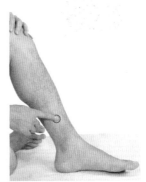

●**穴位定位：**位于小腿内侧，当足内踝尖上3寸，胫骨内侧缘后方。

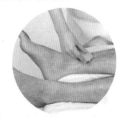

●**刮痧方法：**用角刮法刮拭三阴交穴30次，以潮红出痧为度。

阳痿

——温阳补肾治阳痿

阳痿是指在企图性交时，阴茎勃起硬度不足以插入阴道，或阴茎勃起硬度维持时间不足于完成满意的性生活。男性勃起是一个复杂的过程，与大脑、激素、情感、神经、肌肉和血管等都有关联。前面一个或多个原因都有可能导致男性勃起功能障碍。

▶ 操作方法

▶ 步骤①：关元

● **穴位定位：** 位于下腹部，前正中线上，当脐中下3寸。

● **刮痧方法：** 涂抹经络油，用角刮法刮拭关元穴30次，力度由轻加重，以潮红发热为度。

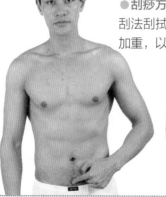

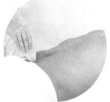

▶步骤②：气海

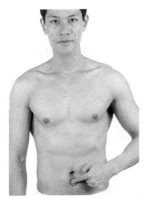

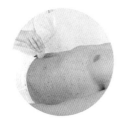

●**穴位定位：**位于下腹部，前正中线上，脐中下1.5寸。

●**刮痧方法：**涂抹适量经络油，用角刮法刮拭气海穴30次，以潮红为度。

▶步骤③：肾俞

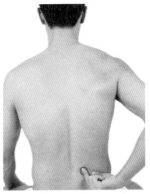

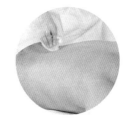

●**穴位定位：**位于腰部，当第二腰椎棘突下，旁开1.5寸。

●**刮痧方法：**用刮痧板侧边刮拭肾俞穴30次，至皮肤潮红发热即可。

▸步骤④：**腰阳关**

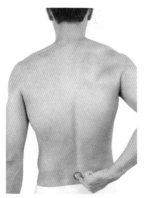

● **穴位定位**：位于腰部，当后正中线上，第四腰椎棘突下凹陷中。

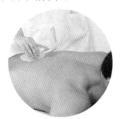

● **刮痧方法**：用刮痧板侧边由轻到重刮拭腰阳关穴30次，以皮肤潮红即可。

▸步骤⑤：**百会**

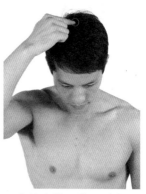

● **穴位定位**：位于头部，当前发际正中直上5寸，或两耳尖连线的中点处。

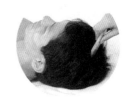

● **刮痧方法**：用角刮法刮拭百会穴15～30次，以潮红发热为度。

早泄是指性交时间极短，或阴茎插入阴道就射精，随后阴茎即疲软，不能正常进行性交的一种病症，是一种最常见的男性性功能障碍。中医认为多由于房劳过度或频犯手淫，导致肾精亏耗，肾阴不足，相火偏亢，或体虚羸弱，虚损遗精日久，肾气不固，导致肾阴阳俱虚所致。

早泄
—调和阴阳治早泄

◎ 操作方法

▶ 步骤①：关元

● 穴位定位：位于下腹部，前正中线上，当脐中下3寸。

● 刮痧方法：涂抹经络油，用角刮法刮拭关元穴30次，力度由轻加重，以潮红发热为度。

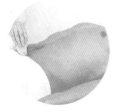

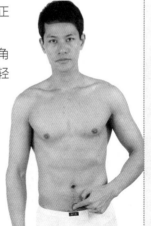

▶**步骤②：气海**

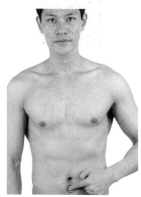

●**穴位定位：**位于下腹部，前正中线上，脐中下1.5寸。

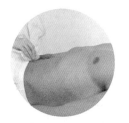

●**刮痧方法：**用面刮法刮拭气海穴30次，以潮红发热为度。

▶**步骤③：肾俞**

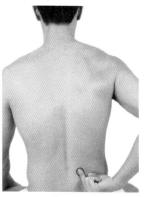

●**穴位定位：**位于腰部，当第二腰椎棘突下，旁开1.5寸。

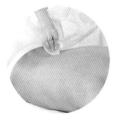

●**刮痧方法：**用刮痧板侧边由内向外刮拭肾俞穴30次，至皮肤潮红即可。

▶步骤④: 腰阳关

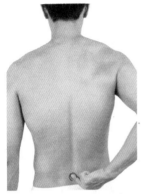

●**穴位定位:** 位于腰部, 当后正中线上, 第四腰椎棘突下凹陷中。

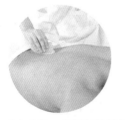

●**刮痧方法:** 用刮痧板侧边由轻到重刮拭腰阳关穴20次, 以出痧为度。

▶步骤⑤: 足三里

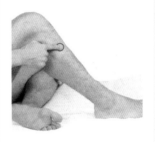

●**穴位定位:** 位于小腿前外侧, 当犊鼻下3寸, 距胫骨前缘一横指。

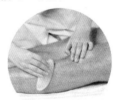

●**刮痧方法:** 用面刮法刮拭足三里穴30次, 以皮肤潮红为度。

遗精

——温阳固涩治遗精

遗精是指无性交而精液自行外泄的一种男性疾病。睡眠时精液外泄者为梦遗；清醒时精液外泄者为滑精，无论是梦遗还是滑精都统称为遗精。一般成人男性遗精一周不超过1次属正常的生理现象；如果一周数次或一日数次，并伴有精神萎靡、腰酸腿软、心慌气喘，则属于病理性。

◎ 操作方法

▶ 步骤①：关元

● 穴位定位：位于下腹部，前正中线上，当脐中下3寸。

● 刮痧方法：涂抹经络油，用角刮法刮拭关元穴30次，力度由轻加重，以潮红发热为度。

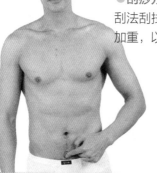

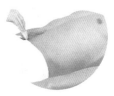

▶步骤②：气海

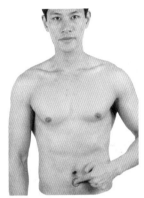

●**穴位定位：** 位于下腹部，前正中线上，脐中下1.5寸。

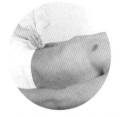

●**刮痧方法：** 涂抹适量经络油，用面刮法刮拭气海穴30次，以出痧为度。

▶步骤③：肾俞

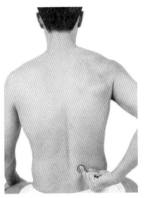

●**穴位定位：** 位于腰部，当第二腰椎棘突下，旁开1.5寸。

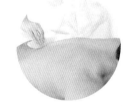

●**刮痧方法：** 用平刮法刮拭肾俞穴30次，至皮肤潮红即可。

▶ 步骤④：太溪

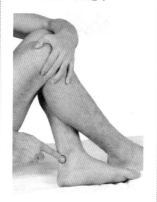

●**穴位定位：**位于足内侧，内踝后方，当内踝尖与跟腱之间的凹陷处。

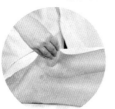

●**刮痧方法：**用刮痧板角部刮拭太溪穴5分钟，至皮肤潮红即可。

▶ 步骤⑤：三阴交

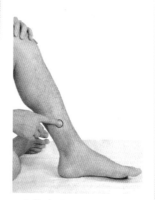

●**穴位定位：**位于小腿内侧，当足内踝尖上3寸，胫骨内侧缘后方。

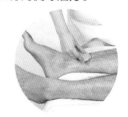

●**刮痧方法：**用角刮法刮拭三阴交穴30次，以潮红出痧为度。

生育的基本条件是要具有正常的性功能和能与卵子结合的正常精子。不育症指正常育龄夫妇婚后有正常性生活，长期不避孕，却未生育。在已婚夫妇中发生不育者有15%，其中单纯女性因素为50%，单纯男性为30%左右。男性多由于男性内分泌疾病、生殖道感染、男性性功能障碍等引起。

不育症

——益肾填精治不育

● 操作方法

▶ 步骤①：**脾俞**

● **穴位定位：** 位于背部，第十一胸椎棘突下，旁开1.5寸。

● **刮痧方法：** 用刮痧板厚边为着力点，刮拭脾俞穴30次，手法宜轻，以出痧为度。

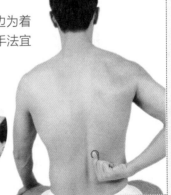

▶步骤②：命门

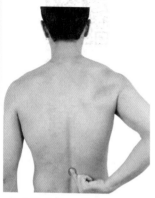

●穴位定位：位于腰部，当后正中线上，第二腰椎棘突下凹陷中。

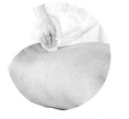

●刮痧方法：用刮痧板角部刮拭命门穴50次，由上至下，可不出痧。

▶步骤③：三阴交

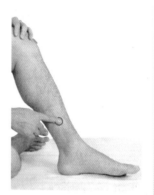

●穴位定位：位于小腿内侧，当足内踝尖上3寸，胫骨内侧缘后方。

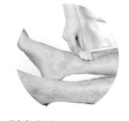

●刮痧方法：用刮痧板厚边刮拭三阴交穴50次，刮到不再出现新痧为止。

　　阴囊潮湿是指由于脾虚肾虚、药物过敏、缺乏维生素、真菌滋生等原因引起的男性阴囊糜烂、潮湿、瘙痒等症状，是一种男性特有的皮肤病。可分为急性期、亚急性期、慢性期三个过程。中医认为，风邪、湿邪、热邪、血虚、虫淫等为致病的主要原因。

阴囊潮湿

——健脾益肾去湿热

◉ 操作方法

▶ 步骤①：阴陵泉

●**穴位定位**：位于小腿内侧，胫骨内侧髁后下方凹陷处。

●**刮痧方法**：涂抹适量经络油，刮拭阴陵泉穴30次，以潮红出痧为度。

▶ **步骤②：命门**

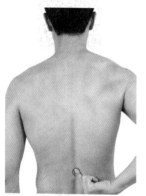

●**穴位定位：**位于腰部，当后正中线上，第二腰椎棘突下凹陷中。

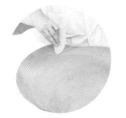

●**刮痧方法：**用刮痧板角部由轻到重刮拭命门穴30次，以皮肤发热即可。

▶ **步骤③：肾俞**

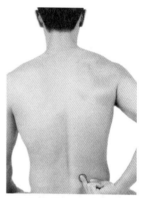

●**穴位定位：**位于腰部，当第二腰椎棘突下，旁开1.5寸。

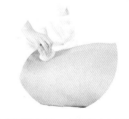

●**刮痧方法：**用刮痧板侧边由轻至重地刮拭肾俞穴2分钟，以出痧为度。

血精是泌尿外科及男科领域一种常见的症状，指在性生活射精和遗精时排出红色的精液。正常精液呈乳白色或淡黄色，出现血精后则呈粉红色、棕红色或带有血丝。血精症一般以青壮年性活动旺盛期最为多见，且呈间歇性发作。血精症会杀死精子，引起性功能减退，严重者还会导致不育。

血精

——强腰补肾治血精

◎ 操作方法

▶ 步骤①：关元

● 穴位定位：位于下腹部，前正中线上，当脐中下3寸。

● 刮痧方法：涂抹经络油，用角刮法刮拭关元穴30次，力度由轻加重，以潮红发热为度。

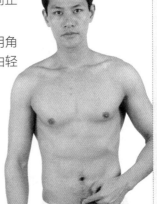

▶ **步骤②：气海**

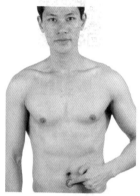

●**穴位定位：**位于下腹部，前正中线上，脐中下1.5寸。

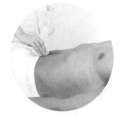

●**刮痧方法：**用刮痧板侧边刮拭气海穴20～30次，刮至不再出现新痧为止。

▶ **步骤③：阴陵泉**

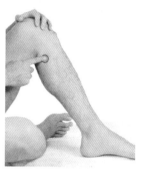

●**穴位定位：**位于小腿内侧，胫骨内侧髁后下方凹陷处。

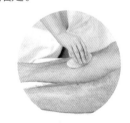

●**刮痧方法：**用面刮法刮拭阴陵泉穴30次，以皮肤潮红出痧为度。

▶步骤④：**曲池**

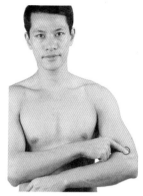

●**穴位定位**：位于肘横纹头外端凹陷处，尺泽与肱骨外上髁连线中点。

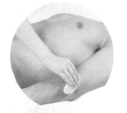

●**刮痧方法**：用面刮法从上往下刮拭曲池穴20～30次，可不出痧。

▶步骤⑤：**丰隆**

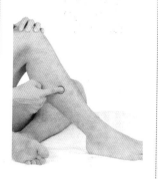

●**穴位定位**：位于小腿前外侧，当外踝尖上8寸，距胫骨前缘二横指。

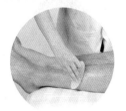

●**刮痧方法**：涂抹适量经络油，用面刮法刮拭丰隆穴30次，以出痧为度。

颈椎病

舒筋活络强筋骨

颈椎病多因颈椎骨、椎间盘及其周围纤维结构损害，致使颈椎间隙变窄，关节囊松弛，内平衡失调而致病，常有多发性颈神经根、脊椎椎动脉等受累症状，主要临床表现为头、颈、肩、臂、上胸背疼痛或麻木、酸沉、放射性痛、头晕、无力等。

◎ 操作方法

▶ 步骤①：风府

●**穴位定位：** 位于项部，当后发际正中直上1寸，两侧斜方肌之间凹陷中。

●**刮痧方法：** 用角刮法刮拭风府穴30次，以皮肤潮红为度。

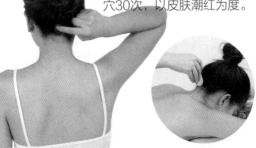

▶步骤②: 大杼

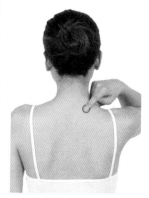

●**穴位定位:** 位于背部,当第一胸椎棘突下,旁开1.5寸。

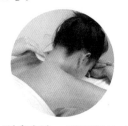

●**刮痧方法:** 用面刮法由上至下刮拭大杼穴30次,以皮肤潮红为度。

▶步骤③: 肩井

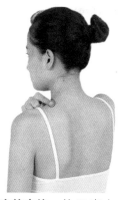

●**穴位定位:** 位于肩上,前直乳中,当大椎与肩峰端连线的中点上。

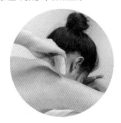

●**刮痧方法:** 用面刮法刮拭肩井穴,从上至下重刮30次。

▶ **步骤④：列缺**

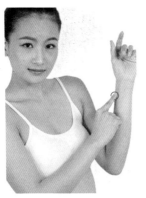

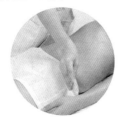

●**穴位定位：** 位于前臂桡侧缘，桡骨茎突上方，腕横纹上1.5寸。

●**刮痧方法：** 用刮痧板从上往下刮拭列缺穴30次，以潮红发热为度。

▶ **步骤⑤：阳陵泉**

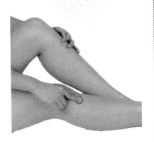

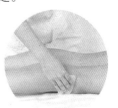

●**穴位定位：** 位于小腿外侧，当腓骨头前下方凹陷处。

●**刮痧方法：** 用面刮法重刮阳陵泉穴30次，由上至下，以出痧为度。

落枕多因睡卧时体位不当，造成颈部肌肉损伤，或颈部感受风寒，或外伤，致使经络不通，气血凝滞，筋脉拘急而成。临床主要表现为颈项部强直酸痛不适，不能转动自如，并向一侧歪斜，甚则疼痛牵引患侧肩背及上肢。中医治疗落枕的方法很多，推拿、针灸、刮痧、拔罐等均有良好的效果。

落枕

——舒筋通络治项强

◉ 操作方法

▶ **步骤①：大椎**

●**穴位定位：** 位于后正中线上，第七颈椎棘突下凹陷中。

●**刮痧方法：** 用刮痧板角部刮拭大椎穴，由上至下刮拭30次，可不出痧。

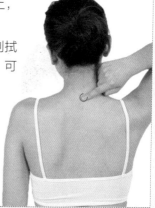

▶步骤②：肩外俞

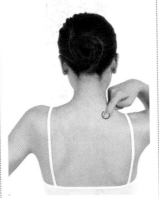

●穴位定位：位于背部，当第一胸椎棘突下，旁开3寸。

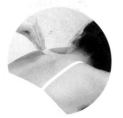

●刮痧方法：用刮痧板角部刮拭肩外俞穴30次，至潮红发热为度。

▶步骤③：后溪

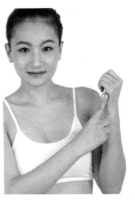

●穴位定位：位于手掌尺侧，当小指本节后的远侧掌横纹头赤白肉际处。

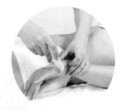

●刮痧方法：用角刮法重刮双侧后溪穴20~30次，以出痧为度。

▶ 步骤④: 列缺

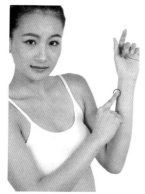

●穴位定位: 位于前臂桡侧缘, 桡骨茎突上方, 腕横纹上1.5寸。

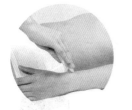

●刮痧方法: 用刮痧板从上往下刮拭双侧列缺穴30次, 以潮红发热为度。

▶ 步骤⑤: 悬钟

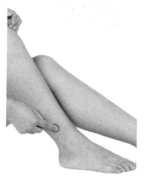

●穴位定位: 位于小腿外侧, 当外踝尖上3寸, 腓骨前缘。

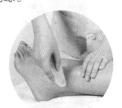

●刮痧方法: 用刮痧板重刮小腿双侧悬钟穴30次, 以出痧为度。

肩周炎

——活血通络止疼痛

肩周炎是肩部关节囊和关节周围软组织的一种退行性、炎症性慢性疾患。主要临床表现为患肢肩关节疼痛，昼轻夜重，活动受限，日久肩关节肌肉可出现废用性萎缩。中医认为本病多由气血不足，营卫不固，风、寒、湿之邪侵袭肩部经络，致使筋脉收引，气血运行不畅而成，或因外伤劳损，经脉滞涩所致。

◉ 操作方法

▶ **步骤①：大椎**

● **穴位定位：** 位于后正中线上，第七颈椎棘突下凹陷中。

● **刮痧方法：** 用点刮法刮拭大椎穴30次，力度由轻渐重，直至出痧为度。

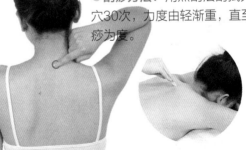

▶步骤②：肩髃

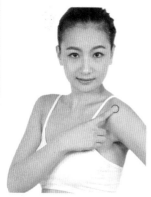

●**穴位定位**：位于臂外侧，向前平伸时，当肩峰前下方凹陷处。

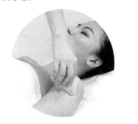

●**刮痧方法**：用刮痧板角部刮拭肩髃穴30次，以皮肤表面出现痧点为度。

▶步骤③：天宗

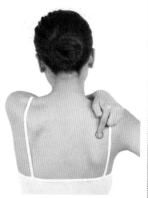

●**穴位定位**：位于肩胛部，当冈下窝中央凹陷处，与第四胸椎相平。

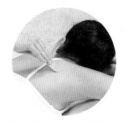

●**刮痧方法**：用刮痧板的角部刮拭天宗穴30次，以出痧为度。

▶步骤④：肩井

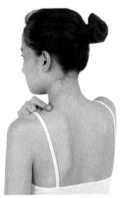

●**穴位定位：** 位于肩上，前直乳中，当大椎与肩峰端连线的中点上。

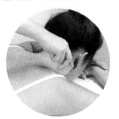

●**刮痧方法：** 用刮痧板边缘刮拭肩井穴1～3分钟，以皮肤出痧为度。

▶步骤⑤：曲池

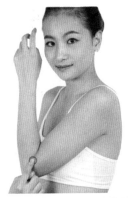

●**穴位定位：** 位于肘横纹头外端凹陷处，尺泽与肱骨外上髁连线中点。

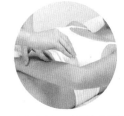

●**刮痧方法：** 用刮痧板角部从上往下刮拭曲池穴30次，以皮肤潮红为度。

膝关节炎是软骨退行性病变和关节边缘骨赘的慢性、进行性、退化性疾病。以软骨磨损为其主要因素。在发病的前期没有明显的症状。其主要症状为膝关节深部疼痛、压痛、关节僵硬僵直、麻木、伸屈不利、无法正常活动、关节肿胀等。

膝关节炎

——强筋健骨利关节

◉ 操作方法

▶ 步骤①：足三里

● **穴位定位：** 位于小腿前外侧，当犊鼻下3寸，距胫骨前缘一横指（中指）。

● **刮痧方法：** 用面刮法从上往下刮拭足三里穴至外踝尖20～30次，力度略重，可不出痧。

▶步骤②：阳陵泉

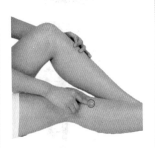

●**穴位定位：** 位于小腿外侧，当腓骨小头前下方的凹陷中。

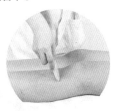

●**刮痧方法：** 用角刮法刮拭阳陵泉穴30次，以潮红出痧为度。

▶步骤③：委中

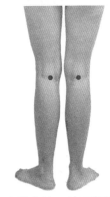

●**穴位定位：** 位于腘横纹中点，当股二头肌腱与半腱肌肌腱的中间。

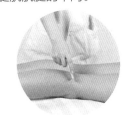

●**刮痧方法：** 用刮痧板角部刮拭委中穴30次，力度由轻到重，以出痧为度。

腰酸背痛是指脊柱骨和关节及其周围软组织等病损的一种症状。常用以形容劳累过度。日间劳累加重，休息后可减轻，日积月累，可使肌纤维变性，甚而少量撕裂，形成疤痕或纤维索条或粘连，遗留长期慢性腰背痛。中医认为本病因感受寒湿、气滞血瘀、肾亏体虚或跌仆外伤所致。

腰酸背痛

——强腰补肾解疲劳

◉ 操作方法

▶ 步骤①：大椎

● **穴位定位：** 位于后正中线上，第七颈椎棘突下凹陷中。

● **刮痧方法：** 用点刮法刮拭大椎穴30次，力度由轻渐重，直至出痧为度。

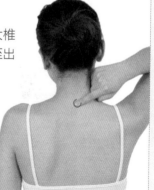

▶ 步骤②：肝俞

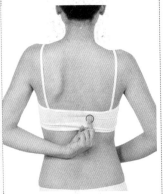

●**穴位定位**：位于背部，当第九胸椎棘突下，旁开1.5寸。

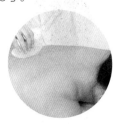

●**刮痧方法**：用刮痧板侧边从上往下刮拭肝俞穴50次，以出现痧点为度。

▶ 步骤③：脾俞

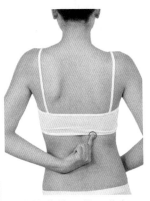

●**穴位定位**：位于背部，当第十一胸椎棘突下，旁开1.5寸。

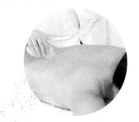

●**刮痧方法**：用刮痧板侧边从上往下刮拭脾俞穴30次，以出现痧点为度。

▶步骤④：**命门**

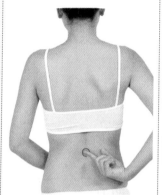

●**穴位定位：**位于腰部，当后正中线上，第二腰椎棘突下凹陷中。

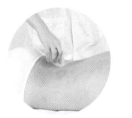

●**刮痧方法：**用刮痧板角部由轻到重刮拭命门穴30次，至潮红发热即可。

▶步骤⑤：**肾俞**

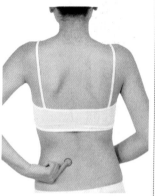

●**穴位定位：**位于腰部，当第二腰椎棘突下，旁开1.5寸。

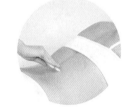

●**刮痧方法：**用面刮法从上至下刮拭肾俞穴30次，以出痧为度。

脚踝疼痛

——舒筋活血 止疼痛

脚踝疼痛是由于不适当的运动稍微超出了脚踝的承受力，造成脚踝软组织损伤，使其出现了一定的疼痛症状。严重者可造成脚踝滑膜炎、创伤性关节炎等疾病，早期疼痛可以用毛巾包裹冰块敷在脚踝部进行冰敷。患者日常生活中不宜扛重物，过度劳累，受寒冷刺激，要注意患肢的保暖。

◉ 操作方法

▶ **步骤①：照海**

●**穴位定位：** 位于足内侧，内踝尖正下方凹陷处。

●**刮痧方法：** 用角刮法刮拭照海穴30次，直至皮肤发红，皮下出现紫色痧斑、痧痕形成为止。

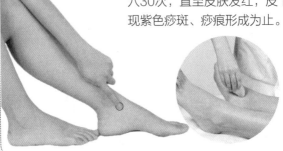

▶步骤②：**昆仑**

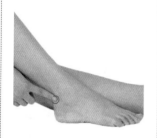

●**穴位定位：**位于足部外踝后方，当外踝尖与跟腱之间的凹陷处。

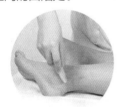

●**刮痧方法：**用角刮法刮拭昆仑穴30次，至皮肤发红、出痧为度。

▶步骤③：**太溪**

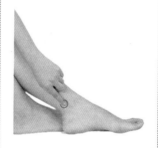

●**穴位定位：**位于足内侧，内踝后方，当内踝尖与跟腱之间的凹陷处。

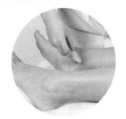

●**刮痧方法：**用角刮法刮拭太溪穴30次，至皮下出现紫色痧斑为止。

▶ 步骤④：**申脉** | ▶ 步骤⑤：**解溪**

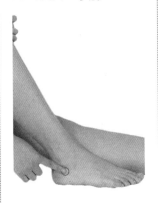 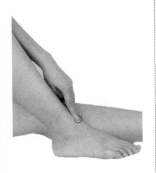

●**穴位定位：** 位于足外侧部，外踝直下方凹陷中。

●**穴位定位：** 位于足背与小腿交界处的横纹中央凹陷处。

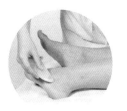 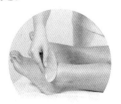

●**刮痧方法：** 在申脉穴上自上而下来回刮30次，力度适中，直至皮肤发红。

●**刮痧方法：** 刮拭患者踝关节处的解溪穴30次，力度宜重。

强直性脊柱炎主要侵犯骶髂关节、脊柱骨突、脊柱旁软组织及外周关节，可伴发关节外表现。患者早期无明显不适症状，病情进展期会出现腰、背、颈、臀、髋部疼痛以及关节肿痛，夜间痛或晨僵明显，严重者可发生脊柱畸形和关节强直。

强直性脊柱炎

—活血通络强筋骨

◎ 操作方法

▶ 步骤①：大椎

●**穴位定位：**位于后正中线上，第七颈椎棘突下凹陷中。

●**刮痧方法：**用面刮法刮拭大椎穴10～15次，力度适中，以潮红出痧为度。

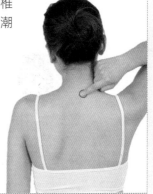

▶步骤②：夹脊

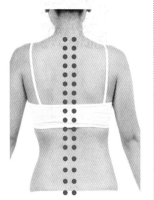

●**穴位定位：**位于第一胸椎至第五腰椎棘突下两侧处，后正中线旁开0.5寸。

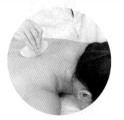

●**刮痧方法：**用面刮法刮拭夹脊穴10～15次，力度适中，以潮红出痧为度。

▶步骤③：委中

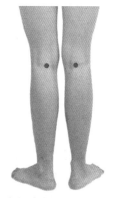

●**穴位定位：**位于腘横纹中点，当股二头肌肌腱与半腱肌肌腱的中间。

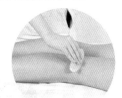

●**刮痧方法：**用面刮法刮拭委中穴10～15次，以出痧为度。

▶步骤④：承山

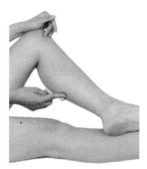

●**穴位定位：** 位于小腿后面正中，当腓肠肌肌腹下出现三角形凹陷处。

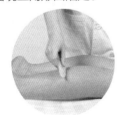

●**刮痧方法：** 用刮痧板面侧刮拭承山穴10～15次，以潮红出痧为度。

▶步骤⑤：阳陵泉

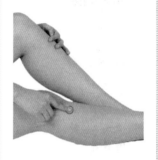

●**穴位定位：** 位于小腿外侧，当腓骨小头前下方凹陷处。

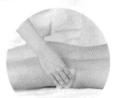

●**刮痧方法：** 用面刮法重刮阳陵泉穴30次，由上至下，以出痧为度。

急性腰扭伤

——舒筋活血止疼痛

急性腰扭伤是由于腰部的肌肉、筋膜、韧带等部分软组织突然受到外力的作用过度牵拉所引起的急性损伤，主要原因有肢体姿势不正确、动作不协调、用力过猛、活动时无准备、活动范围大等。临床表现有：伤后立即出现剧烈疼痛，腰部无力，疼痛为持续性的，严重者可造成关节突骨折和隐性脊椎裂等疾病。

◎ 操作方法

▶ 步骤①：肾俞

● **穴位定位：** 位于腰部，当第二腰椎棘突下，旁开1.5寸。

● **刮痧方法：** 用刮痧板侧边由轻至重地刮拭肾俞穴30次，至皮肤潮红发热即可。

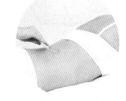

▶步骤②：腰阳关

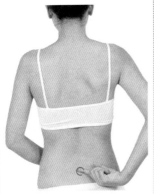

●**穴位定位：** 位于腰部，当后正中线上，第四腰椎棘突下凹陷中。

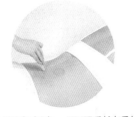

●**刮痧方法：** 用面刮法刮拭腰阳关穴30次，至皮肤潮红即可。

▶步骤③：委中

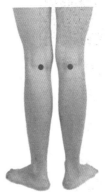

●**穴位定位：** 位于腘横纹中点，当股二头肌肌腱与半腱肌肌腱的中间。

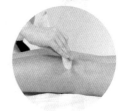

●**刮痧方法：** 用面刮法刮拭委中穴30次，刮拭范围可适当扩大，以出痧为度。

腰椎间盘突出

——补肾强腰通经络

腰椎间盘突出症是指由于腰椎间盘退行性改变后弹性下降而膨出，椎间盘纤维环破裂，髓核突出，压迫神经根、脊髓而引起的病症。主要临床症状有：腰痛，可伴有臀部、下肢放射状疼痛。严重者会出现大小便障碍，会阴和肛周异常等症状。中医认为该病主要因肝肾亏损，外感风寒湿邪等所致。

◉ 操作方法

▶ 步骤①：肾俞

●**穴位定位**：位于腰部，当第二腰椎棘突下，旁开1.5寸。

●**刮痧方法**：用刮痧板侧边由轻至重地刮拭肾俞穴30次，至皮肤潮红发热即可。

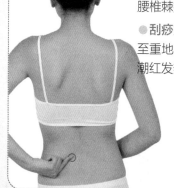

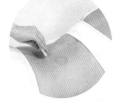

▶步骤②：命门

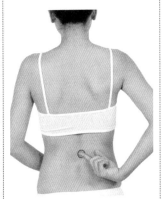

● **穴位定位：** 位于腰部，当后正中线上，第二腰椎棘突下凹陷中。

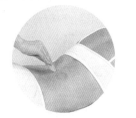

● **刮痧方法：** 用角刮法由上至下刮拭命门穴20次，至皮肤潮红发热即可。

▶步骤③：委中

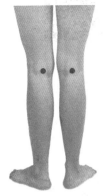

● **穴位定位：** 位于腘横纹中点，当股二头肌肌腱与半腱肌肌腱的中间。

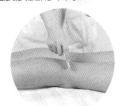

● **刮痧方法：** 用刮痧板角部刮拭委中穴30次，力度由轻到重，以出痧为度。

坐骨神经痛

——强筋健骨止疼痛

坐骨神经痛指坐骨神经病变，沿坐骨神经通路即腰、臀部、大腿后、小腿后外侧和足外侧发生的疼痛症状群，呈烧灼样或刀刺样疼痛，夜间痛感加重。典型表现为一侧腰部、臀部疼痛，并向大腿后侧、小腿后外侧延展。咳嗽、活动下肢、弯腰、排便时疼痛加重。日久，患侧下肢会出现肌肉萎缩，或出现跛行。

◎ 操作方法

▶ **步骤①：肾俞**

● **穴位定位：** 位于腰部，当第二腰椎棘突下，旁开1.5寸。

● **刮痧方法：** 用刮痧板侧边由轻至重地刮拭肾俞穴30次，至皮肤潮红发热即可。

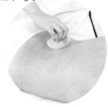

▶步骤②：**命门**

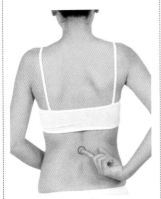

●**穴位定位**：位于腰部，当后正中线上，第二腰椎棘突下凹陷中。

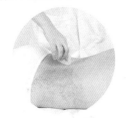

●**刮痧方法**：用刮痧板侧边由轻到重刮拭命门穴30次，以出痧为度。

▶步骤③：**委中**

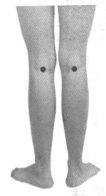

●**穴位定位**：位于腘横纹中点，当股二头肌腱与半腱肌肌腱的中间。

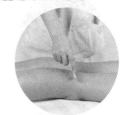

●**刮痧方法**：用刮痧板角部刮拭委中穴30次，力度由轻到重，以出痧为度。

小儿感冒

——疏风解表治感冒

小儿感冒即为小儿上呼吸道急性感染，大部分患儿是以病毒入侵为主。小儿感冒分为风寒感冒和风热感冒。风寒感冒主要症状为发热轻、恶寒重、头痛、鼻塞等。风热感冒主要症状为发热重、恶寒轻、大便干，检查可见扁桃体肿大、咽部充血等。

◉ 操作方法

▸ **步骤①：风池**

● **穴位定位：** 位于项部，当枕骨之下，与风府相平，胸锁乳突肌与斜方肌上端之间的凹陷处。

● **刮痧方法：** 用角刮法刮拭风池穴30次，病情重者力度稍重。

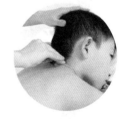

▶ 步骤②：**大椎**

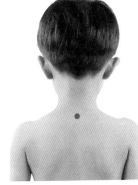

●**穴位定位：**位于后正中线上，第七颈椎棘突下凹陷中。

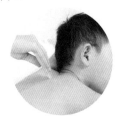

●**刮痧方法：**用点刮法刮拭大椎穴30次，力度由轻渐重。

▶ 步骤③：**肺俞**

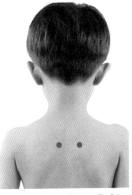

●**穴位定位：**位于背部，当第三胸椎棘突下，旁开1.5寸。

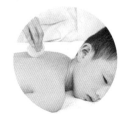

●**刮痧方法：**用刮痧板由上向下刮拭肺俞穴2分钟，用力轻柔。

▶步骤④：**曲池**

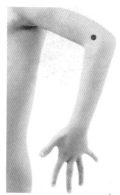

●**穴位定位：** 位于肘横纹头外端凹陷处，尺泽与肱骨外上髁连线中点。

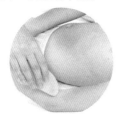

●**刮痧方法：** 用角刮法从上往下刮拭曲池穴1～2分钟，可不出痧。

▶步骤⑤：**合谷**

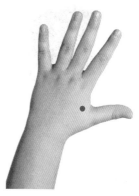

●**穴位定位：** 位于手背，第一、二掌骨之间，约当第二掌骨之中点。

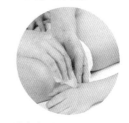

●**刮痧方法：** 用刮痧板角部刮拭合谷穴20～30次，可不出痧。

小儿咳嗽是小儿呼吸系统疾病之一。当呼吸道有异物或受到过敏性因素的刺激时，就会引起咳嗽。此外，呼吸系统疾病大部分都会引起呼吸道急、慢性炎症，均可引起咳嗽。根据患儿病程可分为急性、亚急性和慢性咳嗽。

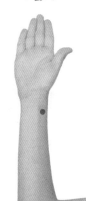

小儿咳嗽

——宣肺理气治咳嗽

◎ 操作方法

▶ 步骤①：列缺

● **穴位定位：**位于前臂桡侧缘，桡骨茎突上方，腕横纹上1.5寸，当肱桡肌与拇长展肌腱之间。

● **刮痧方法：**用刮痧板侧边刮拭列缺穴30次，力度适中，以皮肤潮红发热为度。

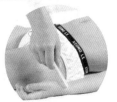

▶ 步骤②：**少商**

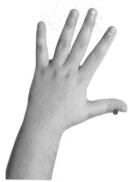

● **穴位定位**：位于手拇指末节桡侧，距指甲角0.1寸（指寸）。

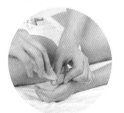

● **刮痧方法**：用角刮法刮拭少商穴10～30次。

▶ 步骤③：**肺俞**

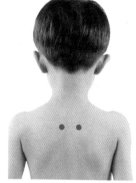

● **穴位定位**：位于背部，当第三胸椎棘突下，旁开1.5寸。

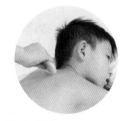

● **刮痧方法**：用刮痧板由上向下刮拭肺俞穴至肩胛部30次，用力轻柔。

只要小儿体温超过正常的体温37.3℃即为发热。临床一般伴有面赤唇红、烦躁不安、大便干燥。小儿正常体温是36～37.3℃，低度发热体温介于37.3～38℃，中度发热体温为38.1～39℃，高度发热体温为39.1～40℃，超高热则为41℃。

小儿发热

——清热宁神除烦躁

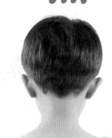

○ 操作方法

▶ 步骤①: 风池

● **穴位定位:** 位于项部，当枕骨之下，与风府相平，胸锁乳突肌与斜方肌上端之间的凹陷处。

● **刮痧方法:** 用角刮法刮拭风池穴30次，病情重者力度稍重，病情轻者力度宜轻。

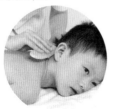

▶步骤②：大椎

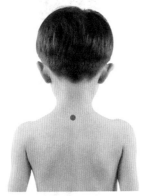

●**穴位定位**：位于后正中线上，第七颈椎棘突下凹陷中。

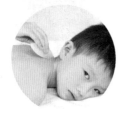

●**刮痧方法**：用点刮法刮拭大椎穴30次，力度由轻渐重，至皮肤潮红为度。

▶步骤③：肺俞

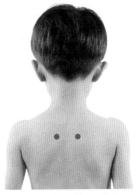

●**穴位定位**：位于背部，当第三胸椎棘突下，旁开1.5寸。

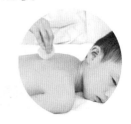

●**刮痧方法**：用刮痧板由上向下刮拭肺俞穴至肩胛部20～30次。

▶步骤④: 曲池

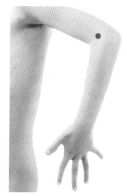

●**穴位定位:** 位于肘横纹头外端凹陷处,尺泽与肱骨外上髁连线中点。

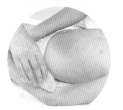

●**刮痧方法:** 用刮痧板角部从上往下刮拭曲池穴20次,可不出痧。

▶步骤⑤: 合谷

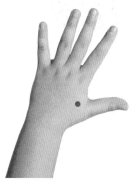

●**穴位定位:** 位于手背,第一、二掌骨之间,约当第二掌骨之中点。

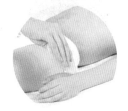

●**刮痧方法:** 用角刮法刮拭合谷穴30次,力度适中,可不出痧。

小儿扁桃体炎

——滋阴清热去红肿

小儿扁桃体炎是一种小儿常见病，4~6岁的小儿发病率较高。扁桃体位于扁桃体隐窝内，是人体呼吸道的第一道免疫器官。但它的防御能力只能达到一定的效果，当吸入的病原微生物数量较多或毒力较强时，就会引起相应的临床症状，发生炎症。

◎ 操作方法

▶ **步骤①：廉泉**

● **穴位定位：** 位于颈部，当前正中线上，结喉上方，舌骨上缘凹陷处。

● **刮痧方法：** 用刮痧板角部刮拭廉泉穴20次，力度适中，以皮肤发红为度。

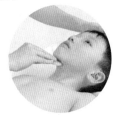

▶ **步骤②：天突**

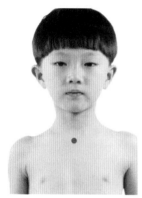

●**穴位定位：** 位于颈部，当前正中线上，胸骨上窝中央。

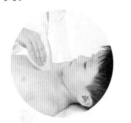

●**刮痧方法：** 用刮痧板角部刮拭天突穴20次，力度微重，以出痧为度。

▶ **步骤③：太溪**

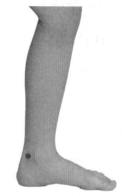

●**穴位定位：** 位于足内侧，内踝后方，当内踝尖与跟腱之间的凹陷处。

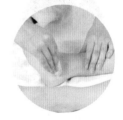

●**刮痧方法：** 用刮痧板角部重刮患儿太溪穴20次，可不出痧。

小儿咽炎

——清热益气治咽炎

小儿咽炎是指小儿因咽部黏膜、黏膜下组织和淋巴组织病变所产生的感染，通常于患儿免疫力下降时，病原菌趁虚而入引发咽炎。可分为急性咽炎和慢性咽炎。营养不良，经常接触高温、粉尘、有害刺激气体容易引起慢性咽炎的发生。

◎ 操作方法

▶ **步骤①：缺盆**

● **穴位定位**：位于锁骨上窝中央，距前正中线4寸。

● **刮痧方法**：用刮痧板角部重刮患儿缺盆穴20次，皮肤发热、发红即可。

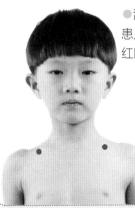

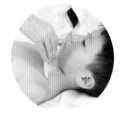

▶步骤②：风府

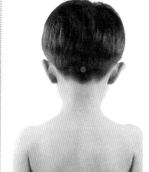

● **穴位定位**：位于项部，当后发际正中直上1寸，两侧斜方肌之间凹陷中。

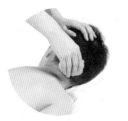

● **刮痧方法**：用刮痧板角部重刮患儿后颈部风府穴20次，以头皮发热为度。

▶步骤③：心俞

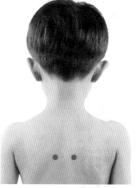

● **穴位定位**：位于背部，当第五胸椎棘突下，旁开1.5寸。

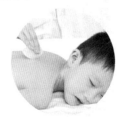

● **刮痧方法**：用面刮法重刮患儿心俞穴20次，直至皮肤发红即可。

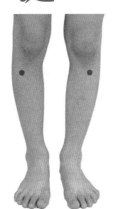

小儿流涎

——健脾益胃止流涎

小儿流涎症，俗称"流口水"，是一种唾液增多的症状。病理因素常见于口腔和咽部黏膜炎症、脑炎后遗症等所致的唾液分泌过多，吞咽不利。此外，小儿初生时唾液腺尚未发育好也会流涎。若孩子超过6个月时还流涎，应考虑是病理现象。

◎ 操作方法

▶ **步骤①：足三里**

● **穴位定位：** 位于小腿前外侧，当犊鼻下3寸，距胫骨前缘一横指（中指）。

● **刮痧方法：** 用面刮法刮拭足三里穴30～50次，至皮肤潮红发热即可。

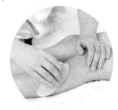

▶ **步骤②：三阴交**

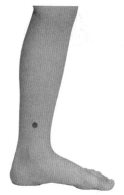

● **穴位定位：** 位于小腿内侧，当足内踝尖上3寸，胫骨内侧缘后方。

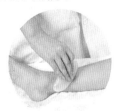

● **刮痧方法：** 用刮痧板侧边刮拭三阴交穴30次，至皮肤潮红发热即可。

▶ **步骤③：脾俞**

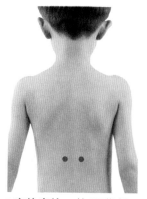

● **穴位定位：** 位于背部，当第十一胸椎棘突下，旁开1.5寸。

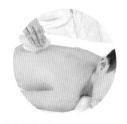

● **刮痧方法：** 用刮痧板侧边刮拭脾俞穴30次，以皮肤潮红发热为度。

▶步骤④：**胃俞**

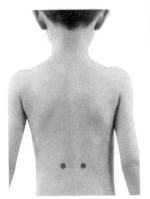

●**穴位定位**：位于背部，当第十二胸椎棘突下，旁开1.5寸。

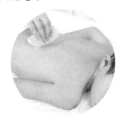

●**刮痧方法**：用刮痧板侧边刮拭胃俞穴30次，以皮肤潮红发热为度。

▶步骤⑤：**地仓**

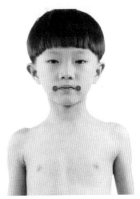

●**穴位定位**：位于面部，口角外侧，上直对瞳孔。

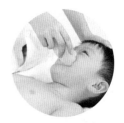

●**刮痧方法**：用刮痧板角部从承浆穴刮至地仓穴20次，可不出痧。

口腔溃疡又称"口疮"，不讲卫生、饮食不当、消化不良等情况均能引起小儿口疮的发生。常见症状有，在小儿口腔内唇、舌、颊黏膜、齿龈、硬腭等处出现白色或淡黄色大小不等的溃烂点，常伴有烦躁不安、哭闹、身体消瘦、发热等症状。

小儿口疮

——健脾养胃治口疮

○ 操作方法

▶ **步骤①：廉泉**

●**穴位定位：**位于颈部，前正中线上，结喉上方，舌骨上缘凹陷处。

●**刮痧方法：**用角刮法刮拭廉泉穴至天突穴20～30次，以潮红出痧为度。

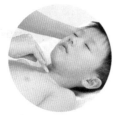

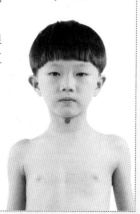

▶**步骤②: 颊车**

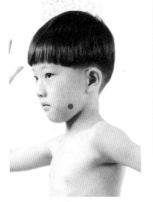

●**穴位定位:** 位于面颊部，当下颌角前上方约一横指（中指）处。

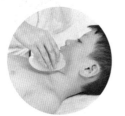

●**刮痧方法:** 用刮痧板角部从颊车穴向后刮至耳垂下方20～30次。

▶**步骤③: 地仓**

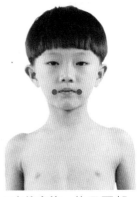

●**穴位定位:** 位于面部，口角外侧，上直对瞳孔。

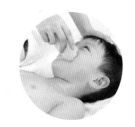

●**刮痧方法:** 用刮痧板角部从承浆穴刮至地仓穴30次，以潮红为度。

常见于1岁以内的哺乳期婴儿，多因受惊或身体不适所引起。主要表现为婴儿长期夜间啼哭不停，或时哭时止，辗转难睡，天明始见转静，日间则一切如常。中医认为本病多因小儿脾寒、神气未充、心火上乘、食积等所致。

小儿夜啼
——健脾益气止夜啼

◎ 操作方法

▶ 步骤①：百会

● 穴位定位： 位于头部，前发际正中直上5寸，或两耳尖连线的中点。

● 刮痧方法： 用刮痧板角部刮拭百会穴，并向穴位四周呈放射性刮拭3分钟。

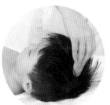

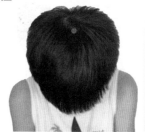

▶ 步骤②: 心俞

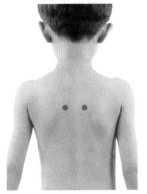

● 穴位定位: 位于背部, 当第五胸椎棘突下, 旁开 1.5寸。

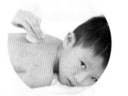

● 刮痧方法: 用刮痧板侧 边刮拭心俞穴20次, 至皮 肤潮红发热即可。

▶ 步骤③: 脾俞

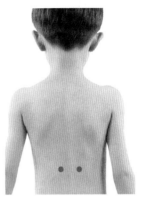

● 穴位定位: 位于背部, 当第十一胸椎棘突下, 旁 开1.5寸。

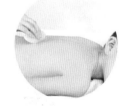

● 刮痧方法: 用刮痧板侧 边刮拭脾俞穴30次, 以出 痧为度。

▶步骤④：**肾俞**

▶步骤⑤：**中脘**

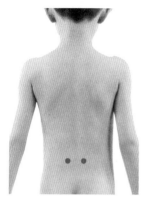

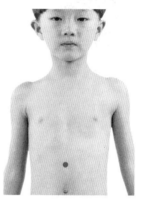

●穴位定位：位于腰部，当第二腰椎棘突下，旁开1.5寸。

●穴位定位：位于上腹部，前正中线上，当脐中上4寸。

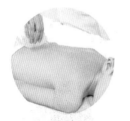

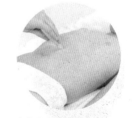

●刮痧方法：用刮痧板侧边刮拭肾俞穴20～30次，可不出痧。

●刮痧方法：用角刮法刮拭中脘穴30次，至皮肤潮红发热即可。

小儿惊风

——清热豁痰治惊风

小儿惊风是小儿时期常见的一种急重疾病，其临床症状多以抽搐伴高热、昏迷为主。常见于5岁以下的小儿，年龄越小，发病率越高。但凡发病往往比较凶险，变化快，威胁生命。小儿惊风以清热、豁痰、镇惊、熄风为治疗原则。

▶ 操作方法

▸ 步骤①：百会

● 穴位定位：位于头部，前发际正中直上5寸，或两耳尖连线的中点。

● 刮痧方法：用刮痧板角部刮拭百会穴，并向穴位四周呈放射性刮拭3分钟。

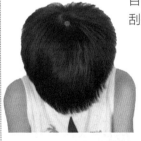

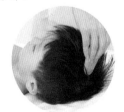

▶ 步骤②: 合谷

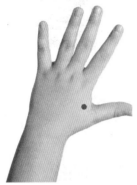

●**穴位定位:** 位于手背, 第一、二掌骨之间, 约当第二掌骨之中点。

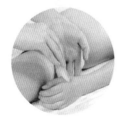

●**刮痧方法:** 用角刮法刮拭合谷穴1~2分钟, 力度适中, 可不出痧。

▶ 步骤③: 太冲

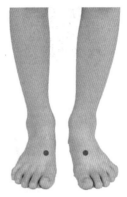

●**穴位定位:** 位于足背, 第一跖骨间隙的后方凹陷处。

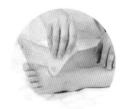

●**刮痧方法:** 用角刮法刮拭太冲穴30次, 至皮肤潮红发热即可。

▶ 步骤④：**大椎**

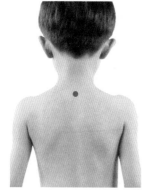

●**穴位定位：**位于后正中线上，第七颈椎棘突下凹陷中。

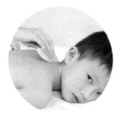

●**刮痧方法：**用点刮法刮拭大椎穴30次，至皮肤潮红出痧为度。

▶ 步骤⑤：**肝俞**

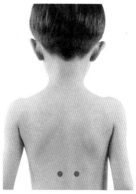

●**穴位定位：**位于背部，当第九胸椎棘突下，旁开1.5寸。

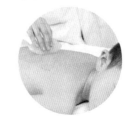

●**刮痧方法：**用面刮法刮拭肝俞穴30次，以皮肤潮红出痧为度。

小儿厌食症表现为小儿长时间食欲减退或消失，以进食量减少为其主要特征，是一种慢性消化性功能紊乱综合征。常见于1~6岁的小儿，因不喜进食很容易导致小儿营养不良、贫血及免疫力低下等症状，严重者还会影响患儿身体和智力的发育。

小儿厌食

——健脾养胃治厌食

操作方法

▶ 步骤①：中脘

● **穴位定位：** 位于上腹部，前正中线上，当脐中上4寸。

● **刮痧方法：** 用刮痧板角部刮拭中脘穴30次，可不出痧，以皮肤表面出现潮红为度。

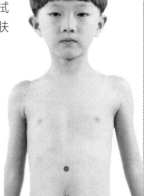

▶步骤②: 足三里

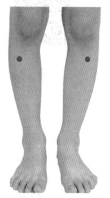

●**穴位定位:** 位于小腿前外侧, 当犊鼻下3寸, 距胫骨前缘一横指。

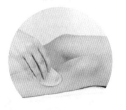

●**刮痧方法:** 用刮痧板角部从上往下刮拭足三里穴30次, 可不出痧。

▶步骤③: 三阴交

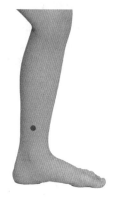

●**穴位定位:** 位于小腿内侧, 当足内踝尖上3寸, 胫骨内侧缘后方。

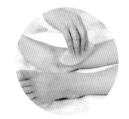

●**刮痧方法:** 用刮痧板侧边刮拭三阴交穴30次, 至皮肤潮红发热即可。

▶步骤④：**脾俞**

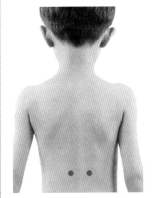

●**穴位定位：** 位于背部，当第十一胸椎棘突下，旁开1.5寸。

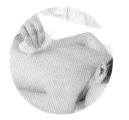

●**刮痧方法：** 用刮痧板侧边刮拭脾俞穴30次，以皮肤潮红发热为度。

▶步骤⑤：**胃俞**

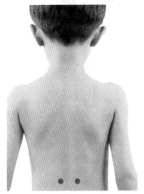

●**穴位定位：** 位于背部，当第十二胸椎棘突下，旁开1.5寸。

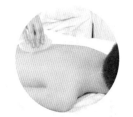

●**刮痧方法：** 用刮痧板侧边刮拭胃俞穴30次，以出痧为度。

小儿消化不良

—— 健脾养胃助消化

小儿消化不良是由饮食不当或非感染引起的小儿肠胃疾患。在临床上有以下症状：餐后饱胀、进食量少、哭闹不安等。这些症状都会影响患儿进食，导致身体营养摄入不足，发生营养不良概率较高，对小儿生长发育也会造成一定的影响。

▶ 操作方法

▶ 步骤①：中脘

●**穴位定位：**位于上腹部，前正中线上，当脐中上4寸。

●**刮痧方法：**用刮痧板角部刮拭中脘穴30次，可不出痧，以皮肤表面出现潮红为度。

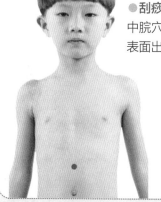

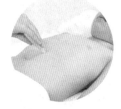

▶ **步骤②：足三里**

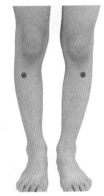

● **穴位定位：** 位于小腿前外侧，当犊鼻下3寸，距胫骨前缘一横指。

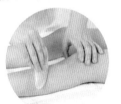

● **刮痧方法：** 用面刮法从上往下刮拭足三里穴到外踝尖30次，可不出痧。

▶ **步骤③：梁丘**

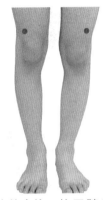

● **穴位定位：** 位于髂前上棘与髌底外侧端的连线上，髌底上2寸。

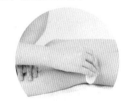

● **刮痧方法：** 用刮痧板侧边从上往下刮拭梁丘穴30次，至皮肤潮红即可。

▶步骤④：脾俞

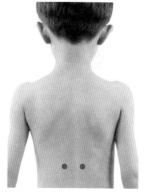

●穴位定位：位于背部，当第十一胸椎棘突下，旁开1.5寸。

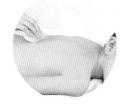

●刮痧方法：用刮痧板侧边刮拭脾俞穴30次，以皮肤潮红发热为度。

▶步骤⑤：胃俞

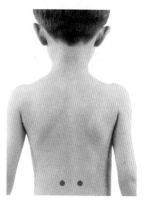

●穴位定位：位于背部，当第十二胸椎棘突下，旁开1.5寸。

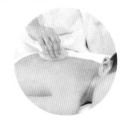

●刮痧方法：用刮痧板侧边刮拭胃俞穴30次，以出痧为度。

小儿腹泻多见于2岁以下的婴幼儿。可由饮食不当和肠道细菌感染或病毒感染引起，以大便次数增多、腹胀肠鸣、粪便酸腐臭秽，或粪质稀薄、水分增多及出现黏液等为其主要临床表现。严重者可导致身体脱水、酸中毒、电解质紊乱等现象。

小儿腹泻

——健脾益气利水湿

⊙ 操作方法

▶ **步骤①：天枢**

●**穴位定位：**位于腹中部，脐中旁开2寸。

●**刮痧方法：**用刮痧板从上往下刮拭天枢穴50次，以皮肤出痧为度。

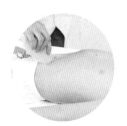

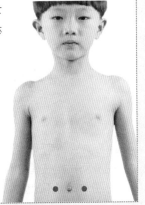

▶ 步骤②：**足三里**

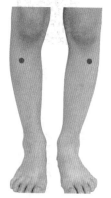

●**穴位定位**：位于小腿前外侧，当犊鼻下3寸，距胫骨前缘一横指。

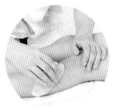

●**刮痧方法**：用面刮法从上往下刮拭足三里穴到外踝尖20次，可不出痧。

▶ 步骤③：**上巨虚**

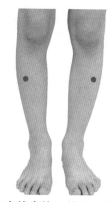

●**穴位定位**：位于小腿前外侧，当犊鼻下6寸，距胫骨前缘一横指。

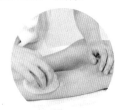

●**刮痧方法**：涂抹适量经络油，刮拭上巨虚穴30次，以出痧为度。

▶ 步骤④：**脾俞**

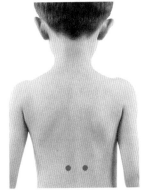

●**穴位定位：** 位于背部，当第十一胸椎棘突下，旁开1.5寸。

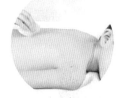

●**刮痧方法：** 用刮痧板侧边刮拭脾俞穴50次，以皮肤潮红发热为度。

▶ 步骤⑤：**胃俞**

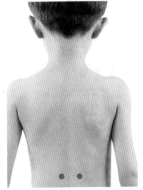

●**穴位定位：** 位于背部，当第十二胸椎棘突下，旁开1.5寸。

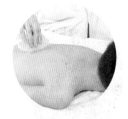

●**刮痧方法：** 用刮痧板侧边刮拭胃俞穴30次，以出痧为度。

小儿多动症

——醒脑开窍长智力

小儿多动症即与同龄儿童相比，患儿有明显的注意力不集中、易受干扰、活动过度等特征。通常于6岁前起病，很多患儿症状可持续到青春期，主要临床表现为注意力不集中、不适当地奔跑或小动作不断、情绪激动、虐待动物、反应迟钝等。

◉ **操作方法**

▶ **步骤①：百会**

● **穴位定位：** 位于头部，前发际正中直上5寸，或两耳尖连线的中点。

● **刮痧方法：** 用刮痧板角部刮拭百会穴，并向穴位四周呈放射性刮拭3分钟。

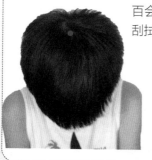

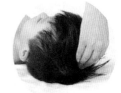

▶ 步骤②：风池

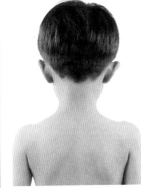

●**穴位定位：** 位于项部，当枕骨之下，与风府相平。

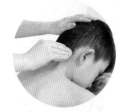

●**刮痧方法：** 用角刮法刮拭风池穴30次，直至皮肤潮红发热为度。

▶ 步骤③：曲池

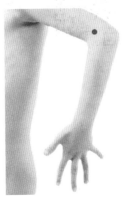

●**穴位定位：** 位于肘横纹头外端凹陷处，尺泽与肱骨外上髁连线中点。

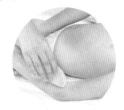

●**刮痧方法：** 用刮痧板角部从上往下刮拭曲池穴20次，可不出痧。

小儿遗尿

——升阳固涩止遗尿

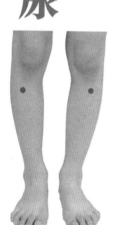

小儿遗尿是指小儿睡梦中小便自遗，醒后方觉的病症。多见于3岁以上的儿童。若3岁以上的小儿一个月内尿床次数达到3次以上就属于不正常了，医学上称之为"遗尿症"，一般男孩多于女孩。预防小儿遗尿应从小为儿童建立良好的作息制度。

◉ 操作方法

▶ **步骤①：足三里**

●**穴位定位：** 位于小腿前外侧，当犊鼻下3寸，距胫骨前缘一横指（中指）。

●**刮痧方法：** 用面刮法从上往下刮拭足三里穴到上巨虚穴30次，力度略重，可不出痧。

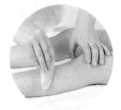

▶步骤②: **肾俞**

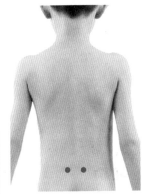

●**穴位定位:** 位于腰部,当第二腰椎棘突下,旁开1.5寸。

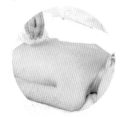

●**刮痧方法:** 用面刮法刮拭肾俞穴10～15次,以出痧为度。

▶步骤③: **命门**

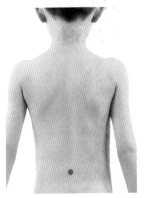

●**穴位定位:** 位于腰部,当后正中线上,第二腰椎棘突下凹陷中。

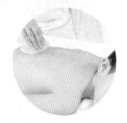

●**刮痧方法:** 用刮痧板侧边刮拭命门穴3分钟,以出痧为度。

小儿盗汗

——健脾益气治盗汗

小儿盗汗是指小孩在睡熟时全身出汗，醒则汗停的病症。对于生理性盗汗一般不主张药物治疗，而是采取相应的措施，祛除生活中导致高热的因素。中医认为，若盗汗长期不止，心肾元气耗伤将十分严重，多主张积极治疗其本，即健脾补气固本。

▶ 操作方法

▶ 步骤①：心俞

●**穴位定位**：位于背部，当第五胸椎棘突下，旁开1.5寸。

●**刮痧方法**：用刮痧板侧边从上向下速度均匀、由轻至重地刮拭心俞穴20～30次，可不出痧。

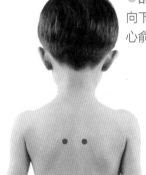

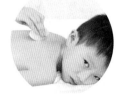

▶步骤②： **肾俞**

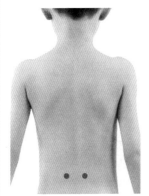

● **穴位定位：** 位于腰部，当第二腰椎棘突下，旁开1.5寸。

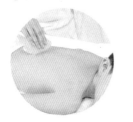

● **刮痧方法：** 用面刮法刮拭命门穴至肾俞穴10～15次，至皮肤有热感即可。

▶步骤③： **三阴交**

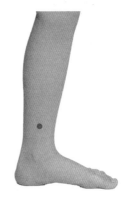

● **穴位定位：** 位于小腿内侧，当足内踝尖上3寸，胫骨内侧缘后方。

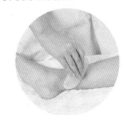

● **刮痧方法：** 用刮痧板侧边刮拭三阴交穴30次，以出痧为度。

▶步骤④：**太溪**

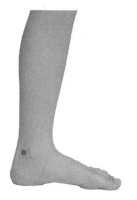

●**穴位定位：** 位于足内侧，内踝后方，当内踝尖与跟腱之间的凹陷处。

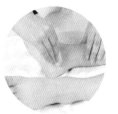

●**刮痧方法：** 用刮痧板角部刮拭太溪穴5分钟，至皮肤潮红即可。

▶步骤⑤：**复溜**

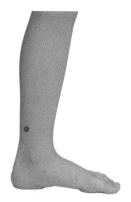

●**穴位定位：** 位于小腿内侧，太溪直上2寸，跟腱的前方。

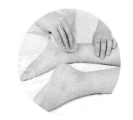

●**刮痧方法：** 用刮痧板角部刮拭复溜穴3分钟，至皮肤潮红即可。

小儿哮喘是小儿时期常见的慢性呼吸系统疾病，主要以呼吸困难为特征。本病常反复发作，迁延难愈，病因较为复杂，危险因素很高，通常发病常与环境因素有关，临床表现为反复发作性喘息、呼吸困难、气促、胸闷或咳嗽。

小儿哮喘

——补肺益气平咳喘

◎ 操作方法

▶ 步骤①：定喘

●穴位定位： 位于背部，当第七颈椎棘突下，旁开0.5寸。

●刮痧方法： 用角刮法重刮定喘穴20次，至皮下出现紫色痧斑、痧痕形成为止。

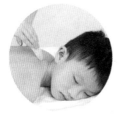

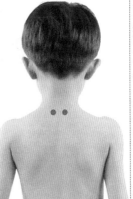

▶ 步骤②：**肺俞**

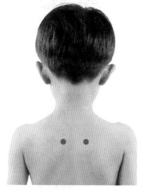

●**穴位定位：** 位于背部，当第三胸椎棘突下，旁开1.5寸。

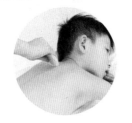

●**刮痧方法：** 用面刮法重刮肺俞穴20次，以皮肤潮红出痧为度。

▶ 步骤③：**孔最**

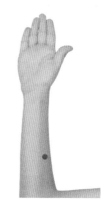

●**穴位定位：** 位于前臂掌面桡侧，当尺泽与太渊连线上，腕横纹上7寸。

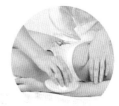

●**刮痧方法：** 用刮痧板角部刮拭孔最穴20次，力度微重，以出痧为度。

小儿鼻出血是小儿流鼻血常见的临床症状之一，引起偶尔流鼻血的原因有上火、心情焦虑，或鼻子被异物撞击、人为殴打等因素。鼻出血也可由鼻腔本身疾病引起，也可能是全身性疾病所诱发。鼻出血的患儿平常要多食水果蔬菜及容易消化的食物。

小儿流鼻血

——清热润燥止鼻血

◎ 操作方法

▶ 步骤①：**迎香**

● 穴位定位：位于鼻翼外缘中点旁，当鼻唇沟中。

● 刮痧方法：用刮痧板角部刮拭迎香穴30次，力度略轻，皮肤发热即可。

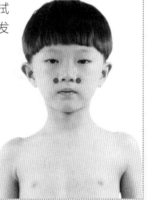

▶步骤②：哑门

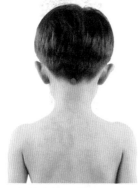

●穴位定位：位于项部，当后发际正中直上0.5寸，第一颈椎下。

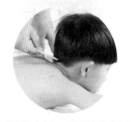

●刮痧方法：用刮痧板角部刮拭哑门穴50次，可不出痧。

▶步骤③：厉兑

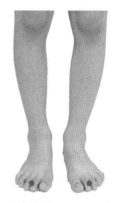

●穴位定位：位于足第二趾末节外侧，距趾甲角0.1寸（指寸）。

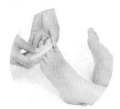

●刮痧方法：用刮痧板角部刮拭厉兑穴20次，力度适中，至皮肤潮红即可。

新生儿正常排便为出生一周后一天排便4~6次，3~4岁的小儿排便次数一天1~2次为正常。便秘是临床常见的复杂症状，主要是指排便次数减少、粪便量减少、粪便干结等病理现象，通常以排便频率减少为主要症状，多由于排便规律改变所致。

小儿便秘

——健脾养胃治便秘

○ **操作方法**

▶ **步骤①：天枢**

● **穴位定位：** 位于腹中部，距脐中2寸。

● **刮痧方法：** 用刮痧板角部刮拭天枢穴50次，以皮肤发红、出痧为度。

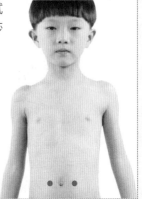

▶步骤②：足三里

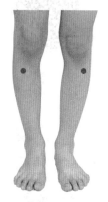

●**穴位定位：**位于小腿前外侧，当犊鼻下3寸，距胫骨前缘一横指（中指）。

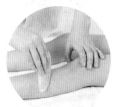

●**刮痧方法：**以刮痧板厚边为着力点，刮拭足三里穴50次，以出痧为度。

▶步骤③：上巨虚

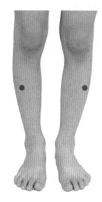

●**穴位定位：**位于小腿前外侧，当犊鼻下6寸，距胫骨前缘一横指。

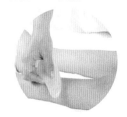

●**刮痧方法：**用面刮法刮拭上巨虚穴至外踝尖50次，以出痧为度。

小儿脑炎后遗症是小儿脑炎治疗后还残留神经、精神方面的症状，以病毒性脑炎最为常见。该病病情轻重不等，轻者可治愈，严重者可危及生命。由于病毒的种类不同，脑炎的表现也就多种多样，通常都有不同程度的头痛、呕吐、困倦多睡等症状。

小儿脑炎后遗症

——宁心安神止头痛

○ 操作方法

▶ **步骤①：桥弓**

●**穴位定位：** 位于颈部两侧，沿胸锁乳突肌呈一条直线。

●**刮痧方法：** 用刮痧板厚棱角面侧为着力点，刮拭桥弓穴50次，力度适中。

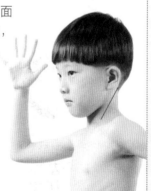

▶步骤②：眉弓

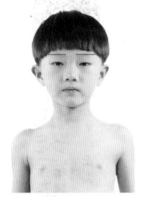

●**穴位定位：**位于眉头沿眉向眉梢延伸成一直线。

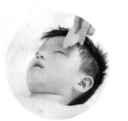

●**刮痧方法：**用刮痧板厚棱角面侧为着力点，刮拭眉弓穴50次，力度适中。

▶步骤③：天心

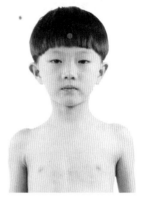

●**穴位定位：**位于额头正中，天庭稍下处。

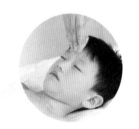

●**刮痧方法：**用刮痧板角部刮拭天心穴30次，力度适中，皮肤潮红即可。

小儿佝偻病，是一种以骨骼生长发育障碍和肌肉松弛为主的慢性营养缺乏疾病。多见于3岁以下的小孩，其发病原因是先天营养不足、喂养不当、维生素D缺乏等。小儿佝偻病最初多表现为精神、神经方面的症状，如烦躁不安、哭闹和多汗等。

小儿佝偻病

—健脾养胃强筋骨

◎ 操作方法

▶ 步骤①：足三里

● 穴位定位：位于小腿前外侧，当犊鼻下3寸，距胫骨前缘一横指（中指）。

● 刮痧方法：以刮痧板厚边为着力点，刮拭足三里穴50次，以出痧为度。

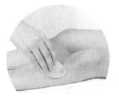

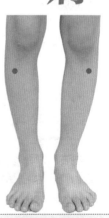

▶步骤②：**脾俞**

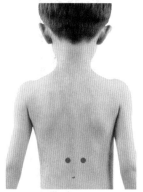

●**穴位定位：** 位于背部，当第十一胸椎棘突下，旁开1.5寸。

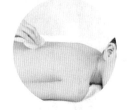

●**刮痧方法：** 以刮痧板厚边为着力点，刮拭脾俞穴30次，以出痧为度。

▶步骤③：**胃俞**

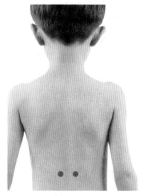

●**穴位定位：** 位于背部，当第十二胸椎棘突下，旁开1.5寸。

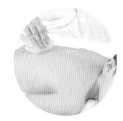

●**刮痧方法：** 以刮痧板厚边为着力点，刮拭胃俞穴30次，以出痧为度。

小儿落枕的发病机理跟成人相似，常因感受寒凉或睡姿不良等所致，以颈项强痛和转侧不利为主症。中医所说"不通则痛"可以很好地解释落枕疼痛的原因，主要因患侧胸锁乳突肌、斜方肌和肩胛提肌经脉闭阻、血脉不通、局部肌肉痉挛所致。

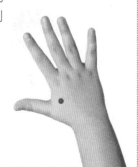

小儿落枕

—舒筋活络治项强

◎ 操作方法

▶ **步骤①：合谷**

●**穴位定位：** 位于手背，第一、二掌骨间，当第二掌骨桡侧的中点处。

●**刮痧方法：** 用刮痧板角部，施以旋转回环的连续刮拭动作，刮拭合谷穴50次。

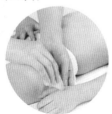

▶ **步骤②：风池**

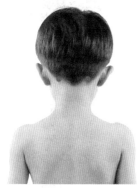

● **穴位定位：** 位于项部，当枕骨之下，与风府相平。

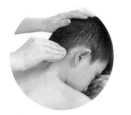

● **刮痧方法：** 用刮痧板角部重刮风池穴50次，至出现紫色痧斑为止。

▶ **步骤③：肩井**

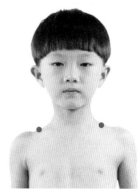

● **穴位定位：** 位于肩上，前直乳中，当大椎与肩峰端连线的中点上。

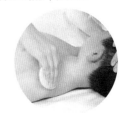

● **刮痧方法：** 用角刮法刮拭肩井穴10~15次，以出痧为度。

小儿失眠是指小儿因经常性睡眠不安或难以入睡、易醒等，导致其睡眠不足的病症。常伴有精神状况不佳、反应迟钝等问题。婴幼儿失眠的原因一般是饥饿或过饱、身体不舒适、睡前过于兴奋、环境改变或嘈杂、因与亲密抚养者分离而产生焦虑等。

小儿失眠
——宁心安神治失眠

◉ 操作方法

▶ **步骤①：安眠**

● **穴位定位：** 位于翳风穴与风池穴连线的中点。

● **刮痧方法：** 用刮痧板角部刮拭安眠穴30次，力度不宜太重，以潮红出痧为度。

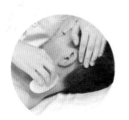

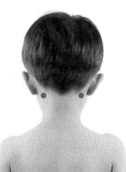

▶ 步骤②：神门

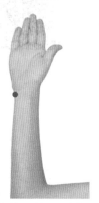

●**穴位定位：** 位于腕部，腕掌侧横纹尺侧端，尺侧腕屈肌腱的桡侧凹陷处。

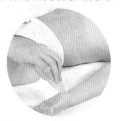

●**刮痧方法：** 用刮痧板角部刮拭神门穴30次，力度不宜太重，以潮红为度。

▶ 步骤③：大陵

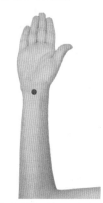

●**穴位定位：** 位于腕掌横纹的中点处，当掌长肌腱与桡侧腕屈肌腱之间。

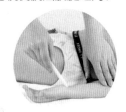

●**刮痧方法：** 用角刮法刮拭大陵穴20～30次，力度不宜太重。